中 医 小 妙 招 丛 书

一 针 一 穴
小 妙 招

主编 / 王富春　陈新华

编委 / 陈春海　周　翔

中国中医药出版社
·北 京·

图书在版编目（CIP）数据

一针一穴小妙招 / 王富春，陈新华主编 . —北京：中国中医药
出版社，2016.8
（中医小妙招丛书）
ISBN 978-7-5132-3111-4

Ⅰ.①一… Ⅱ.①王…②陈… Ⅲ.①针灸疗法 Ⅳ.① R245

中国版本图书馆CIP数据核字（2016）第011338号

中 国 中 医 药 出 版 社 出 版
北京市朝阳区北三环东路28号易亨大厦16层
邮政编码 100013
传真 010 64405750
北京瑞禾彩色印刷有限公司印刷
各地新华书店经销

*

开本 880×1230 1/32 印张 5 字数 111 千字
2016年8月第1版 2016年8月第1次印刷
书 号 ISBN 978-7-5132-3111-4

*

定价 20.00元
网址 www.cptcm.com

如有印装质量问题请与本社出版部调换
版权专有 侵权必究
社长热线 010 64405720
购书热线 010 64065415 010 64065413
微信服务号 zgzyycbs
书店网址 csln.net/qksd/
官方微博 http://e.weibo.com/cptcm
淘宝天猫网址 http://zgzyycbs.tmall.com

前言

你听过下面这个针灸治病的小故事吗?

孙思邈"一针救两命"

一次，孙思邈从山上采药回家，路上看见有四个人抬着一副棺材往前走，鲜红的血从棺材缝里滴出来，后面跟着一个正哭着的老太婆。孙思邈赶上前去问:"老婆婆，棺材里是什么人？"老太婆说:"是我的女儿，刚死了几个时辰。"孙思邈说:"请打开棺材让我看看，好吗？"老太婆听后，立即问:"你是医生吗？她是因难产折腾了两天两夜。婴儿生不出来，却把她缠死了，难道还有救吗？""可以试一试。我看她流出的血，可能还有希望！"孙思邈说。老太婆听后，马上叫抬棺材的人一齐动手，把棺盖打开。孙思邈仔细摸了摸"死者"的脉搏，感觉到还在微弱地跳动。于是他赶紧选好穴位，用特殊的捻针手法给她扎针。不一会儿，一个胖娃娃"哇哇"地生了下来，产妇睁开了双眼。孙思邈把身边带的药拿出来，向附近的人家要了点热开水，给产妇灌了下去。过了一会儿，产妇完全苏醒过来。大家看到孙思邈一针救了两条命，都称赞他是神医。

相信看了这则小故事，你也跃跃欲试地想要学一些针灸治病的小妙招了吧。针灸不仅在古代颇具疗效，而且随着一代又一代的中医师不断的传承和发展针灸事业，更多神奇穴位的主治疾病被总结和挖掘出来，以造福苍生。

随着人们生活节奏的加快，随之而来的"小毛病"也在不断影响着我们的生活质量。所以本书选取的都是现代生活中最常见的疾病，具有实用性强、覆盖面广的特点，并且图文并茂，用真人彩图展示，可操作性强，疗效确切，并选用通俗易懂的语言，更贴近大众百姓，亲切的词汇一定会使你对本书爱不释手。同时，本书受众面广，不仅可以作为中医爱好者、中老年健康保健者的业余生活读物，也可以作为青年医师、医学生的课外拓展读物。

王富春

2015 年 9 月

目录

一针一穴小妙招

1 感冒

"小案例"——鼻塞流涕的张女士

随着天气的变化，我们应适当增减衣物。但很多年轻人为了不影响美观而选择较少的穿着，追求"要风度不要温度"的爱美潮流，张女士也是其中一员。随着冬天的来临，天气骤然变冷，而张女士因未能及时增衣而致鼻塞流涕。其在上班期间自觉怕冷，多加衣物而不能缓解，并且全身酸楚不堪，无法集中精力工作。张女士遂去中医门诊处就医，医生只针刺其手部的合谷穴，30 分钟后，张女士自觉明显好转。

"小妙招"——巧用合谷穴

感冒多是由于体质虚，抗病能力减弱，当天气剧变时，人体卫外的功能不能适应外在的变化，邪气乘虚而入所致。合谷是治疗感冒的常用穴，当出现"怕冷，轻度发热或不发热，头痛，鼻塞声重，流涕，肢体酸楚"的症状时，我们不妨试用一下具有祛风解表功效的合谷穴。合谷位于手背上，第一、二掌骨之间，第二掌骨的桡侧中点处（即当手指并拢时，拇指与食指之间肌肉隆起处）。当感冒来临时，我们可以针灸刺激一下它。针刺时，针尖朝下，直刺 0.5 ~ 1 寸，针刺时手呈半握拳状。

"小提示"——安全针刺不能忘

● 针刺合谷穴时，我们要注意手法力度不要过强。

● 因其可促进子宫收缩，故孕妇切忌使用此穴。

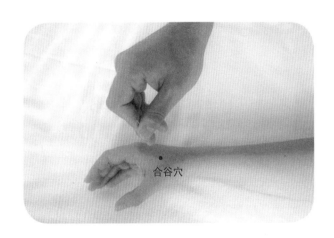

合谷穴

"小案例"——咳嗽连声的赵女士

咳嗽是我们生活中常见的一种疾病，但却不容小觑。很多人认为咳嗽是小毛病，不需治疗便可自愈。殊不知急性咳嗽迁延不愈便会转化为慢性咳嗽，常常会带来更大的痛苦，如胸闷、咽痒、气喘等。最近的天气总是阴晴不定，赵女士的心情也很烦躁，这次咳嗽来得急也来得凶，不只是白天咳，就连晚上睡着了都会被咳醒，这可急坏了赵女士及家人。这一天，赵女士和邻居聊天，无意中提到自己的烦恼，邻居告知赵女士一个解决的办法，就是针刺列缺穴，赵女士连忙到针灸门诊就医，医生针刺其列缺穴，针刺几次之后，赵女士的咳嗽就彻底治好了。

"小妙招"——巧用列缺穴

肺合皮毛，开窍于鼻，外邪侵犯肺卫，肺气壅塞不通，清肃功能失常，影响了肺气的出入，从而导致咳嗽。列缺是治疗咳嗽的特效穴，当咳嗽的症状出现时，我们可以选择列缺穴来进行治疗。列缺位于桡骨茎突上方，腕横纹上 1.5 寸，当肱桡肌与拇长展肌腱之间（即两手虎口自然平直交叉，一手食指按在另一手桡骨茎突上，指尖下凹陷中即是）。当咳嗽来临时，我们便可用针灸的方法刺激一下它。针刺时，针尖向上（即上臂的方向），斜刺 0.5 ～ 0.8 寸，捻转针柄，使被刺穴位有酸胀之感。

"小提示"——安全针刺不能忘

● 针刺列缺穴一定要斜刺，切勿直刺、深刺。

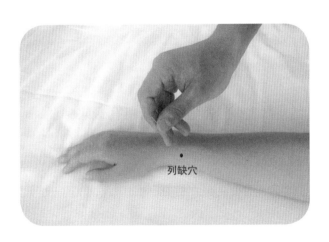

列缺穴

3 支气管哮喘

"小案例"——喘息气促的李先生

近年来，美国、英国、新西兰等国家的哮喘患病率和死亡率有上升趋势，全世界约有一亿哮喘患者，哮喘已成为严重威胁公众健康的一种主要慢性疾病。李先生就是一位哮喘患者，每年到了冬天，李先生都很烦恼，每遇冷空气，哮喘就会发作，长期使用西药治疗，其副作用也逐渐显现出来，同事们推荐李先生试试安全绿色的针灸疗法，因此李先生决定去中医针灸门诊接受治疗。医生予以针刺孔最穴治疗，留针30分钟，每隔10分钟行针1次，退针后，李先生自觉效果明显。

"小妙招"——巧用孔最穴

支气管哮喘的发生与患者的体质有着密切的关系，其既受遗传因素的影响，又受外界环境的影响。因此我们不仅要调节自身的免疫力，而且如果有诱发哮喘的过敏原，我们需避免与其接触。孔最穴位于前臂掌面桡侧，当尺泽与太渊连线上，腕横纹上7寸。其为手太阴肺经郄穴，善治胸部疾病。当出现"胸闷、气喘、呼吸困难或咳嗽"等症状时，我们就需警惕支气管哮喘的到来。此时，我们不妨试试针刺孔最穴来进行治疗。针刺时，针尖朝下，直刺0.5～1寸。

"小提示"——针灸并施效更佳

● 针刺孔最穴时，我们要注意手法力度及针刺深度。

● 退针之后，可以在该穴位处进行隔姜灸，效果更佳。一般灸 3 ~ 5 壮，以局部皮肤温热潮红为度。

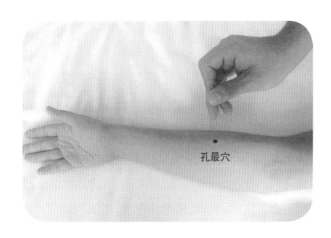

孔最穴

4 心悸

"小案例"——心慌不已的姜先生

随着社会的发展，竞争日趋激烈，目前有很多上班族由于工作及家庭压力而出现心慌不已。长期的加班熬夜及家庭生活的压力让姜先生苦不堪言，某日晨起，姜先生感觉心中悸动不安，坐卧不宁，起初姜先生以为不严重，但是这种心慌的感觉持续了一个月之久，姜先生再也坚持不住，遂至中医门诊进行治疗。医生予以针刺内关穴治疗，留针 30 分钟后，姜先生自觉心平气和，上述症状明显好转。

"小妙招"——巧用内关穴

心悸的发生常与平素体质虚弱、情志不调及思虑劳倦等因素有关，这些因素均可扰动心神而发为心悸。内关穴位于前臂掌面，当曲泽与大陵的连线上，腕横纹上 2 寸，当掌长肌腱与桡侧腕屈肌腱之间。其为手厥阴心包经络穴，又为八脉交会穴之一，具有调理气血，疏导心气之功效，善治心之疾患。当无剧烈运动或者高度紧张兴奋时，突然出现"心跳心慌，时作时息"，我们可以考虑针刺内关穴来进行治疗。针刺时，针尖朝下，直刺 0.5 ～ 1 寸。

"小提示"——安全护理两不忘

● 针刺内关穴时，我们要注意手法力度及针刺深度，避免刺中神经。

● 日常生活中，为预防心悸，我们应当调节情志，合理安排作息时间。

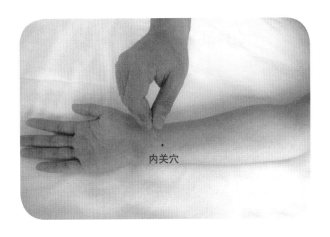

内关穴

5 高血压

"小案例"——血压直上的王先生

王先生的工作很忙，某日，宿醉之后的王先生突然感觉头晕，无法正常工作，家人连忙将王先生送往就近的医院就诊，医生测得王先生的血压为 180/120mmHg，原来王先生向来血压偏高。医生告诉王先生，如果高血压长期得不到很好的控制，还可引发多种心脑血管疾病，王先生这才重视起自己的血压。医生选用曲池穴进行针刺，留针 30 分钟，退针后，王先生即感症状明显改善。

"小妙招"——巧用曲池穴

中医认为，情志不调、饮食不节、过劳或过逸，以及先天禀赋不足均可导致高血压的发生。因此控制高血压，我们不应当仅仅依赖于药物，还要学会调节心情，合理安排作息时间，不可过怒过忧，忌食肥甘厚味。曲池穴位于肘横纹外侧端，屈肘，当尺泽穴与肱骨外上髁连线的中点，即在手肘关节弯曲凹陷处。其为手阳明大肠经合穴，阳明经多气多血，针刺曲池可摄纳阳明气血，促气血下降，平亢盛之肝阳，镇上逆之邪火，故能起到平肝潜阳，降压定眩之功效。当大家出现头晕头痛时，务必先测量血压，如果连续三次测量均高于 140/90mmHg 时，此时不妨试试针刺曲池穴。针刺时，针尖朝下，直刺 1 ~ 1.5 寸。

"小提示"——安全护理两不忘

● 血压高的患者，平时要保持心情愉悦，忌食油腻之品，避免过度劳神。

● 如果针刺后得不到缓解，请及时去相关门诊就医，以明确诊断。

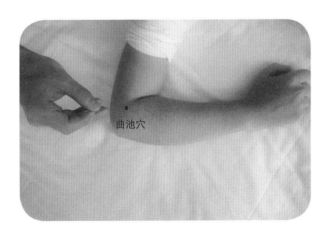

曲池穴

6 高脂血症

"小案例"——血脂偏高的张先生

张先生平素忙于应酬，经常进食肥甘厚味，身形亦偏胖，虽然他知道这样对身体不好，但是为了工作和家庭，张先生也不得不坚持。又到了公司一年一度的体检的日子，直到这一天，张先生才发现自己的血浆脂蛋白水平升高，医生告诉他这是血脂偏高的表现，建议他及时就医，起初张先生还没有意识到血脂高的危害性，但是上网一查吓了一跳，遂前往中医门诊进行治疗。医生予以针刺丰隆穴，每日1次，10天为1个疗程，3个疗程后进行复查，复查时张先生的血脂指标明显下降了。

"小妙招"——巧用丰隆穴

中医学对于高脂血症的认识源于《黄帝内经》中的"膏脂学说"，它属于血脉中的病变，为血中之痰浊。近年有大量相关临床报道证实，针灸对脂质及脂蛋白的代谢具有双向调节作用，常用的穴位有内关、足三里、丰隆等，尤其是丰隆穴在调理脾胃功能、调节血脂方面具有显著的疗效。丰隆穴位于人体小腿前外侧，当外踝尖上8寸，条口穴外，距胫骨前缘两横指。丰隆穴是足阳明胃经的络穴，亦是化痰要穴，主治一切痰病。当大家有肥胖或者血脂偏高的症状时，可以学着针刺"丰隆穴"来减肥降脂。针刺时，针尖朝下，直刺1～1.5寸，小幅度提插捻转，使穴下有酸胀传导之感。

"小提示"——日常护理不能忘

● 针刺的同时，加强饮食的控制和生活方式的改变，限制肉、蛋、食用油和甜食的摄入，忌烟酒。

● 坚持日常的身体锻炼。

● 当高血脂、高血压、高血糖及家族史相伴出现在同一个体时，建议在药物治疗的基础上进行针刺治疗。

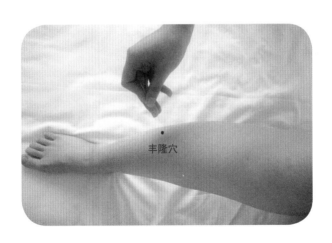

丰隆穴

7 低血压

"小案例"——头晕乏力的周女士

周女士年轻时热爱运动，总是约上几个爱好相同的好友一起爬山、跑步，但是近两年来周女士的血压一直偏低，总感觉头晕、全身乏力、心慌汗出，无法集中精力工作，更别说运动了，这不得不让她闲下来，闲下来后的她一直很苦恼，后听朋友介绍中医针灸可以改善她现在的状况，因此就诊于中医门诊。医生选用太渊穴来进行针刺治疗。每日针刺一次，每次 30 分钟，10 天为 1 个疗程。2 个疗程后，周女士复查血压发现血压明显回升，头晕乏力的症状也明显好转。

"小妙招"——巧用太渊穴

原发性低血压属于中医学中"眩晕""虚劳"等范畴。中医认为原发性低血压的发病主要是由于患者先天禀赋不足，体质虚弱，气血不足，阴阳亏虚而致脉道不充，脉气无力，不能载气血以供养全身，因此临床多表现为头目眩晕、健忘失眠、心慌、乏力汗出、食欲不振、四肢欠温等症状。当我们出现上述症状时，不妨选用太渊穴进行针刺。太渊位于腕掌侧横纹桡侧，桡动脉搏动处。

"小提示"——安全护理两不忘

● 血压低的患者，平时要保持心情愉悦，忌食油腻之品，避免过度劳神。

● 如果针刺后得不到缓解，请及时去相关门诊就医，以明确诊断。

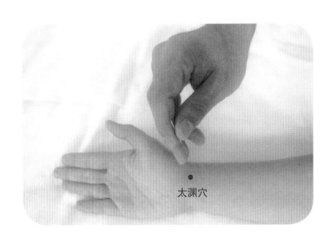

太渊穴

"小案例"——胃痛的李女士

李女士由于工作的原因饮食不规律，所以平时就有胃痛的毛病，李女士也没当回事，近几年来时常反复发作，前段时间外出旅游时，因饮食不节加上遭遇寒冷湿气使胃痛加重，自服止胃痛药后不见好转，因此就诊于中医门诊。医生选用梁丘穴来进行针刺治疗。每日针刺1次，每次30分钟，10天为1个疗程。2个疗程后，李女士胃痛明显好转，发作频率明显降低。医生嘱咐李女士，今后应注意规律饮食，勿食辛辣刺激食物。

"小妙招"——巧用梁丘穴

胃痛又称"胃脘痛""胃气痛""肝胃气痛"，亦有称之为"心痛""心下痛"。可见于西医学中的急慢性胃炎、消化性溃疡、胃痉挛、胃神经官能症、胃下垂等疾病。主要表现为上腹胃脘部近心窝处疼痛。当我们出现上述症状时，不妨选用梁丘穴进行针刺。梁丘穴在股前区，髌底上2寸，髂前上棘与髌底外侧端的连线上。

"小提示"——安全护理不能忘

● 多食清淡，少食肥甘及各种刺激性食物，如含酒精及香料的食物。

● 谨防食物中的过酸、过甜、过咸、过苦、过辛，不可使五味有所偏嗜。有吸烟嗜好的患者应戒烟。

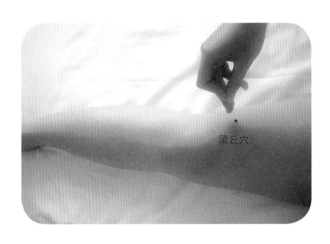

梁丘穴

9 腹胀

"小案例"——腹部胀满的李先生

炎热的夏日，清凉的泳池让人流连忘返，李先生带着儿子来到小区附近的游泳馆，想享受一下夏日的清凉，可不曾想回到家后李先生自觉腹部胀满，感觉肚子里似乎有气，想通过溜达顺气解决，但是却没有达到理想的效果，无奈之下到附近的诊所治疗，大夫选取了足三里进行针刺，留针 30 分钟后，李先生腹胀的症状明显好转。好转后的李先生说，再也不贪凉了。

"小妙招"——巧用足三里穴

腹满，首见于《素问》。《素问·玉机真脏论》中的"少腹满"，《素问·阴阳应象大论》中的"中满"，《素问·异法方宜论》中的"满病"，以及《灵枢·邪气脏腑病形》中的"腹气满"均属于腹满的范畴。《伤寒论》将腹满程度较轻者称为"腹微满"，腹满而兼胀者称为"腹胀满"，兼痛者称为"腹满痛"或"腹满时病"，兼腹部板硬者称为"腹更满"。当我们出现上述症状时，不妨选用足三里穴进行针刺。足三里穴在小腿前外侧，当犊鼻下 3 寸，距胫骨前缘一横指。

"小提示"——日常护理不能忘

● 注意锻炼身体。每天应该坚持1小时左右的适量运动，不仅有助于克服不良情绪，而且可以帮助消化系统维持正常的功能。

● 注意克服不良情绪。焦躁、忧虑、悲伤、沮丧、抑郁等不良情绪也可能会使消化功能减弱，或刺激胃部造成过多的胃酸分泌，其结果也会使胃内气体过多，造成腹胀加剧。

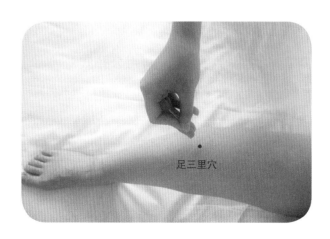

足三里穴

"小案例"——呕吐酸水的李先生

结婚后的第一件大事就是生宝宝，李先生的老婆李太太婚后 5 个月便有了宝宝，李太太开始喜欢吃酸的食物，于是李先生为了哄太太开心，每天都做酸酸的饭菜，零食也买酸酸的，李先生也一起跟着吃，不过李先生最近经常感觉胃里反酸，遂至中医门诊治疗。大夫诊断后，选取公孙穴单穴予以针刺，每次治疗 30 分钟，每日 1 次，治疗 10 天后，李先生反酸的症状明显好转了。

"小妙招"——巧用公孙穴

公孙穴为足太阴脾经之络穴，通过经络的联系与胃肠相关，所以，该穴善治脾胃疾患。公孙穴又为八脉交会之穴，它融会了脾土中州之仪与冲脉贯通之性，补能助脾胃以升清降浊，调节升降；泻能降逆气，和胃畅中，宁心除烦。亦补亦泻，能走能守。公孙穴在足内侧缘，第一跖骨基底部的前下方，赤白肉际处。针刺时，直刺 0.6 ~ 1.2 寸。

"小提示"——安全针刺不能忘

● 针刺公孙穴时，我们要注意手法力度及针刺深度。

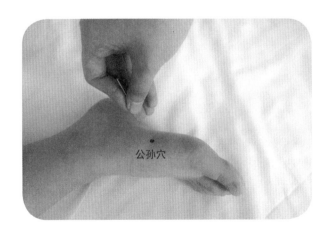

公孙穴

"小案例"——打嗝不止的刘先生

拥有一个健康的身体是每个人的愿望，刘先生也是其中之一，为了让自己更加健硕，刘先生每天坚持健身，他最喜欢的就是动感单车。一天中午饮食过咸，刘先生晚上骑动感单车时不停地喝水，没想到的是刘先生忽然打嗝不止，回到家里试过喝醋、嚼生姜片、喝开水等方法都不能有效停止打嗝，刘先生只好求助于好朋友韩医生，韩医生来到刘先生家里，予以针刺陷谷穴进行治疗，只一会，刘先生的打嗝症状便消失了。刘先生瞬间感觉有个医生朋友真是好呀。

"小妙招"——巧用陷谷穴

中医学上称打嗝为"呃逆"，是因为膈肌不自主的收缩，空气被迅速吸进肺内，两条声带之中的裂隙骤然收窄，因而引起奇怪的声响，但目前并不清楚横膈肌为什么会失控地自行收缩。虽然大部分打嗝现象都是短暂性的，但也有些人持续地打嗝。陷谷穴在足背，第2、3趾骨间，第2跖趾关节近端凹陷中。陷谷穴为足阳明胃经输穴，其作用为清热解表，和胃行水，理气止痛。当出现打嗝不止时，我们便可以试试针刺陷谷穴进行治疗。针刺时，直刺或斜刺0.3～0.5寸。

"小提示"——安全护理不能忘

● 针刺陷谷穴时,我们要注意直刺或斜刺 0.3 ～ 0.5 寸。

● 在日常生活中,尽量避免吃饭过快、饱餐、吃干硬食物。

● 若打嗝,可分散注意力,消除紧张情绪及不良刺激。

● 醋对轻微的打嗝有效。

● 嚼生姜片也可以有效治疗打嗝。

● 喝开水,温度适宜,不要太冷或太热的水,喝一大口,分次咽下。

● 若经常打嗝不止,应尽早去医院检查,排除其他疾病。

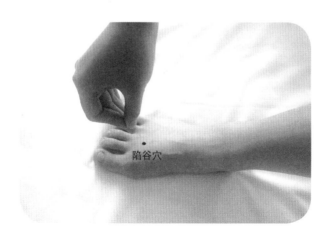

陷谷穴

12 便 秘

"小案例"——排便困难的张先生

在生活节奏不断加快的今天，过大的工作及生活压力，有时候让人喘不过气来。张先生不管在工作还是生活上都很认真，所以压力更大，经常忙得忘记吃饭，长期的饮食不规律，最终引起便秘，达不到每天一次排便，也做不到每次都能排出来，这让张先生很苦恼，无奈之下张先生只好去医院就医。医生予以针刺支沟穴进行治疗，留针 30 分钟，每 10 分钟行针 1 次。针刺几天后，张先生便秘症状明显好转，摆脱烦恼的张先生决定开始听医生的话，按时吃饭，放松心情，规律生活。

"小妙招"——巧用支沟穴

便秘可以影响各年龄段的人，女性多于男性，老年多于青壮年。因便秘发病率高、病因复杂，患者常有许多苦恼，便秘严重时会影响生活质量。大多数人都不会去特别在意便秘这个问题，认为便秘不是病，可以不用治疗，但实际上，便秘的危害很大。支沟穴为手少阳三焦经经穴，在前臂后区，腕背侧远端横纹上 3 寸，尺骨与桡骨间隙中点，具有清热理气，降逆通便的作用。针刺时，直刺 0.5 ~ 1 寸。

"小提示"—— 安全针刺不能忘

● 针刺时，直刺 0.5 ~ 1 寸。

● 针刺时，有酸胀感，可传至指端或肘、肩。

● 为防止便秘，应避免进食过少，或食品过于精细、缺乏残渣、对结肠运动的刺激减少。

● 若经常便秘，应合理安排生活和工作，做到劳逸结合。每天至少喝 6 杯 250mL 的水，进行中等强度的锻炼，并养成定时排便的习惯。

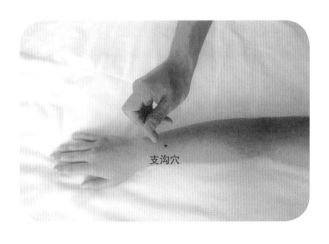

支沟穴

"小案例"——超级顺畅的陈先生

陈先生从小喜欢吃生冷食物，肠胃一直不怎么好，工作之后，需要经常应酬喝酒，夏天更是喜欢喝冰啤酒。周末的傍晚，陈先生约上几个好友一起吃烧烤、喝啤酒，喝着的时候很开心，但是第二天早晨却很难过，啤酒加烧烤让肚子很难受，吃过止泻药仍泄泻不止。陈先生遂到中医门诊就医，医生予以针刺外丘穴进行治疗，留针 30 分钟，每 10 分钟行针 1 次，针刺几次后，陈先生腹泻症状明显好转。

"小妙招"——巧用外丘穴

腹泻的病因有很多，如：病原体感染，大量饮酒，食物中毒，经常暴饮暴食，重金属中毒，服用药物引起者（如服用广谱抗生素）等。亦可见于精神神经疾病，荷尔蒙失调症，尿毒症，以及手术后因发炎而引发急性或慢性腹泻。若腹泻次数增多，并伴有发烧、呕吐、四肢无力、脱水等症状，需及时就医。外丘穴为足少阳胆经郄穴，在小腿外侧，外踝尖上 7 寸，腓骨前缘。作为郄穴，外丘穴具有治疗本经循行部位及所属脏腑对应的急性病证的作用。针刺时直刺 0.5 ~ 0.8 寸，局部酸胀，有时针感可向下放散。

"小提示"——安全针刺不能忘

● 针刺时注意进针角度，直刺 0.5 ~ 0.8 寸。

● 皮肤之感染、溃疡、瘢痕部位，不宜针刺。

● 针刺应避开血管，以防出血。有自发性出血倾向或因损伤后出血不止的患者，不宜针刺。

● 饮食上应该注意忌食油腻，尽量清淡，比如粥类。

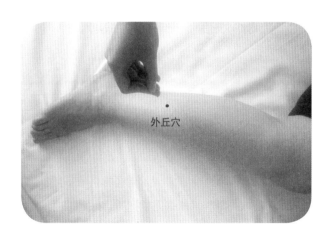

外丘穴

"小案例"——患后头痛的李女士

李女士是一家外企的高管，经常贪黑熬夜，虽然收入可观，可身体却是每况愈下。由于睡眠不足加之用脑过度，李女士在半夜两点多突然出现了后头痛的症状，感觉头就像是要裂开了一样。李女士赶紧给丈夫打电话，半夜俩人来到了省中医院的急诊科，医生诊断为后头痛，建议针刺治疗。针灸科的陈大夫在患者手掌外侧缘的后溪穴上刺了1针，并使用强刺激，过了1分钟左右，疼痛就缓解了。

"小妙招"——巧用后溪穴

目前对后头痛的发病机制尚不十分清楚，公认是多因素的作用，在遗传体质的基础上，由外界诱因（情绪、生活或工作环境、气候、饮食等）共同作用而导致头痛。遗传等因素是不能改变的事实，在外界诸多诱因中，"情绪"是最主要的诱因。中医学认为，头为人之首，头为"诸阳之会"，五脏六腑的气血都汇聚于此，后溪穴属八脉交会穴之一，通督脉，故头部气血不通所致头痛，选后溪穴能调节督脉气血的运行，改善头痛。后溪穴为手太阳小肠经输穴，在手内侧，第5掌指关节尺侧近端赤白肉际凹陷中。取穴法：微握拳，第5掌指关节尺侧后方，第5掌骨小头后缘，赤白肉际处取穴。针刺时直刺0.5～1寸。

"小提示"——安全针刺不能忘

● 针刺时注意，直刺 0.5 ~ 1 寸。

● 过度劳累、饥饿、精神紧张的患者，不宜立即针刺，需待其恢复后再治疗。

● 体质虚弱的患者，刺激不宜过强，并尽量采用卧位。

● 皮肤之感染、溃疡、瘢痕部位，不宜针刺。

● 经常头痛者应规律生活，增强意志，提高身体素质，劳逸结合。

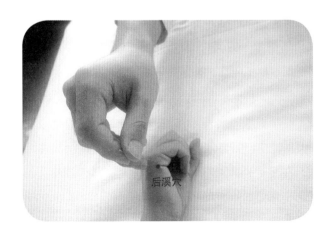

后溪穴

"小案例"——患偏头痛的张先生

一天中午，张先生的左侧头部出现了像电击一样的疼痛。他用手使劲抓着自己的头发，大汗直流，头发被抓下来了好几把，却也缓解不了当时的头痛。妻子见状，带着张先生去了当地的人民医院，可到医院后疼痛就消失了。张先生以为是得了脑瘤，于是拍了片子，结果显示没有异常。过了三天，张先生的头又开始像上次一样的疼了，到医院后抓拍脑电图，却也没有抓拍到。医生通过了解情况，建议张先生不要熬夜，要保证充足的睡眠，并针刺了双侧的侠溪穴，并嘱咐他每天都要按压侠溪穴，一个月过去了，张先生的偏头痛并没有复发。

"小妙招"——巧用侠溪穴

偏头痛多为一侧或两侧颞部反复发作的搏动性头痛，发作前可伴视觉、体觉先兆，发作时常伴呕吐。可出现于围绕头或颈部的任何部位，可见于颞侧、额部、眶部。多为单侧痛，也可为双侧痛，甚至发展为全头痛，其中单侧痛者约占 2/3。头痛性质往往为搏动性痛，但也有的患者描述为钻痛。侠溪穴为足少阳胆经荥穴，在足背，第 4、5 趾间，趾蹼缘后方赤白肉际处。取穴法为：正坐垂足着地，第 4、5 趾缝间，当趾蹼缘的上方纹头处取穴。针刺时直刺或向上斜刺 0.3 ~ 0.5 寸。侠溪穴的作用为平肝熄风，消肿止痛。

"小提示"——安全针刺不能忘

● 直刺或向上斜刺 0.3 ～ 0.5 寸，针刺时局部酸胀，可向趾端放射。

● 注意生活规律，避免过度疲劳、压力过大。

● 找出头痛诱发的因素，并尽可能避免。

● 加强锻炼，如长跑等。

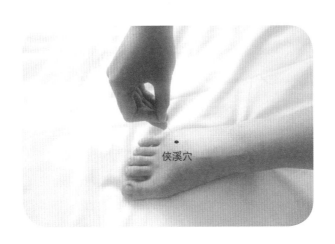

侠溪穴

"小案例"——患手腕痛的大喜哥

传说中的大喜哥是他们这一届的游戏高手，每天玩游戏到深夜，最近学院还举行了学院级的游戏比赛。为了将游戏练到出神入化的境界，大喜哥可是拼尽了全力。昨天夜里，两点钟了，大喜哥还在默默奋战，鼠标点的都快反应不过来了。终于结束了深夜的战斗，大喜哥都没有洗漱就上床睡觉了。早上醒来，大喜哥本想端起脸盆去洗脸，可是手腕子怎么都使不上劲，酸酸胀胀的。想着最近玩游戏过度，应该是伤了手腕，于是来到了附近的中医诊所，医生为其扎了一针"手三里"，行针 1 分钟，手腕痛就消了一大半，连针 3 天，症状就消失了。

"小妙招"——巧用手三里穴

手腕关节损伤，多有明显的外伤史，伤后出现腕部无力，腕关节活动不灵。轻伤，一般无明显肿胀，疼痛不甚，仅在大幅度活动腕关节时始有疼痛；严重扭伤，可见腕部肿胀、疼痛较重，不能活动腕关节或活动时疼痛加剧。所以手腕疼痛应得到重视。手三里穴属于手阳明大肠经，位于前臂背面桡侧，当阳溪穴与曲池穴连线上，肘横纹下 2 寸处。手三里穴具有疏经通络，消肿止痛，清肠利腑的作用，其疏通经络、消肿止痛的作用较强，故对手腕疼痛具有很好的治疗效果。在针刺手三里穴时，直刺 1 ～ 2寸，以局部酸胀沉重为度，针感可向手背部扩散。

"小提示"——安全针刺不能忘

● 直刺 1 ~ 2 寸，以局部酸胀沉重为度，针感可向手背部扩散。

● 皮肤感染、溃疡、瘢痕和肿瘤部位不宜针刺。

● 过于疲劳、精神高度紧张、饥饿者不宜针刺。

● 年老体弱者针刺应尽量采取卧位，取穴宜少，手法宜轻。

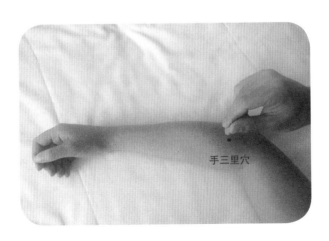

手三里穴

"小案例"——手腕肿起的王女士

王女士是一位贤惠的妻子，每天把家里收拾得一尘不染。可最近王女士的手腕部鼓起了一个包，开始时像一个一毛钱的硬币大小，她并没有非常在意，以为过几天就消去了。可过了3天，包不仅没消去，反而越来越大，像个一元钱的硬币大小了。于是王女士来到了附近的针灸诊所，大夫诊断为腱鞘囊肿，并说是干活太多，手腕用多了引起的。大夫在她的囊肿四周各扎一针，扎3次后，囊肿就瘪了。

"小妙招"——巧用阿是穴

中医认为本病属痹症，多因过度劳累，外伤筋脉，以致痰凝筋脉，或长久站立、扭伤等致筋脉不和，气血运行失畅，阻止筋脉络道而成。腱鞘是包绕肌腱的鞘状结构，外层为纤维组织，附着在骨及邻近的组织上，起固定及保护肌腱的作用；底层为骨膜，可滋养肌腱，并分泌滑液有利于肌腱的滑动。针刺配合神灯可起到消痹止痛，软坚散结，滑利关节的作用，并能促使局部血液及淋巴循环，改善局部代谢和营养，使炎症吸收，肿胀消退，疼痛缓解，从而达到治疗本病的目的。针刺阿是穴具有疏通局部经络之气，舒筋活血，通络散结的作用。所以对治疗腱鞘囊肿具有很好的效果。

"小提示"——安全针刺不能忘

● 针灸治疗本病有良效，可作为首选之法。

● 操作室要注意局部严格消毒，防止感染，挤出囊液后最好在局部置以硬币，然后加压包扎 2 ~ 3 天。

● 如果囊肿反复，再予针刺治疗，依然有效。

● 治疗期间和治愈 1 个月内应注意局部保暖，避免寒湿侵入。

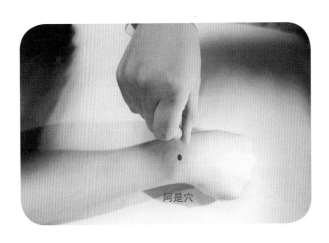

阿是穴

"小案例"——小腿抽筋的赵女士

赵女士是某酒店的大堂经理，通常一站就是一天，每天穿着高跟鞋要走很多路，虽然收入可观，可是由于长时间的站立，最近半夜睡觉时总出现小腿抽筋的毛病。一旦抽筋，就疼痛难忍，最长时竟然十分钟还没有缓过来。赵女士以为是年龄大了缺钙了，于是买了很多的钙片，吃了一个多星期，小腿抽筋的症状还是没有缓解。丈夫听说针灸治疗抽筋效果比较好，于是赵女士和丈夫来到附近的中医院，医生只在赵女士抽筋的那条小腿后面的承山穴处针刺了一针。第二天晚上睡觉时，小腿抽筋的症状就消失了，连针三天后，小腿抽筋的症状未再复发。

"小妙招"——巧用承山穴

腿抽筋其实就是肌肉痉挛，腿抽筋的时候往往伴随着强烈的疼痛，并且腿部蜷缩无法伸直，日常生活中，经常发生腿抽筋的人，生活上应该注意以下几方面：睡眠前，避免饮酒、喝咖啡和可乐等具有兴奋中枢神经作用的饮料，也不要看有提神作用的书籍，不看刺激性强的影视作品，不闹情绪，直到有睡意并能确保卧床后很快进入睡眠时，再上床睡觉。承山穴为足太阳膀胱经上的重要穴位之一，微微施力踮起脚尖，小腿后侧肌肉浮起的尾端即为承山穴，为治疗小腿痉挛，腿部转筋的常用效穴。针刺时直刺 1 ~ 2 寸。

"小提示"——安全护理不能忘

● 不宜做过强的刺激，以免引起腓肠肌痉挛。

● 注意防寒保暖，不让局部肌肉受寒。

● 适当补钙，含乳酸和氨基酸的奶制品、瘦肉等食品，能促进钙盐溶解，可帮助吸收钙。

● 病症期间忌烟酒，禁食辛辣食物。

● 注意睡眠姿势。

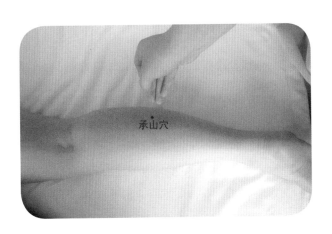

承山穴

"小案例"——身宽体胖的学生妹

减肥！为了身体健康，为了美丽，减肥的人越来越多。可是学生妹小王开始从来没有想过减肥，她的生活中只有什么是最好吃，什么地方的东西最好吃，怎么做最好吃，可低头一看这身材，唉，先减肥吧。于是她计划着每天要早起去跑步，锻炼身体，好不容易坚持了十天，最终她还是放弃了。她的同学有学针灸的，于是建议她去针灸减肥，说针灸减肥的效果比较好，还不会反弹。于是小王带着满心的希望来到了附近的中医诊所，医生给她扎了局部肥胖的地方，还扎了双侧的丰隆穴，并告诉她一定要注意饮食，切记不要吃得太油腻，并且嘱咐她每天自己要按丰隆穴，过了一个月，小王真的瘦了十多斤。

"小妙招"——巧用丰隆穴

肥胖的原因有遗传、饮食习惯、心理代偿作用、服用药物及生理作用等，而其中最常见的是饮食习惯。中国人对于饮食文化相当重视，有着悠久的历史。加上现代许多女性喜好快餐类的食品，导致口味变重，喜好刺激，过多地摄入人工调味剂、食品添加剂等。更有甚者，直接以零食来取代正餐，导致的结果往往是肥胖。丰隆穴为足阳明胃经络穴，在小腿外侧，外踝尖上8寸，胫骨前肌的外缘，平条口穴，胫骨前嵴外两横指。丰隆穴具有消食导滞、消脂的作用，可以有效地治疗肥胖。

"小提示"——安全针刺不能忘

- 直刺1 ~ 1.5寸。
- 皮肤感染、溃疡、瘢痕和肿瘤部位不宜针刺。
- 过于疲劳、精神高度紧张、饥饿者不宜针刺。
- 注意饮食清淡。加强体育锻炼。

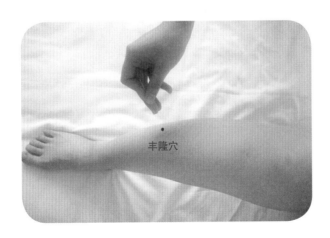

丰隆穴

"小案例"——"不敢吃糖"的严先生

严先生是一家企业的老板，山珍海味，玉液美酒，说吃就吃，说喝就喝。慢慢地，严先生是越来越胖，直到有一天，公司组织全体员工体检，才发现自己的血糖已经飙升上去了。好在发现及时，可以靠饮食及针灸调理。饮食遵循低盐、低脂、低糖，配合针灸调理脾胃，医生每天都要针刺严先生的双侧三阴交，一个月的工夫，严先生的血糖控制住了。医生说以后一定要继续控制饮食，切忌大鱼大肉。

"小妙招"——巧用三阴交

经研究发现，人们患糖尿病的几率与人们的家族遗传、精神紧张、心理压力密切相关。随着社会的不断进步，工作的节奏不断加快，人们生存压力的不断增加，特别是生活水平的不断提高，这些因素都使人群中患糖尿病的比例不断升高。而一旦得病，尽管该病本身不会对人的生命造成直接威胁，但却给人们的生活质量造成很大影响。许多诱人的美味佳肴不再能够随心所欲地享用，香甜可口的水果更要敬而远之，因为要限制淀粉的摄入量，因此还要经常让人饿肚子，啤酒、饮料也将成为饮食中的奢侈品。三阴交为足太阴脾经常用腧穴之一，三阴交在小腿内侧，当足内踝尖上 3 寸，胫骨内侧缘后方。此穴可调补肝、脾、肾三经气血，对治疗内分泌失调，防治现代文明病（如糖尿病）效果显著。针刺时直刺 1 ~ 1.5 寸。

"小提示"——安全针刺不能忘

● 直刺 1 ~ 1.5 寸，孕妇禁针。

● 皮肤感染、溃疡、瘢痕和肿瘤部位不宜针刺。

● 增加自己的体力活动时间和运动量，保持体形的健美，避免肥胖的发生。

● 减少每天的热量摄取，特别是避免大吃大喝，肥甘厚味，吸烟喝酒。

● 保持开朗、豁达、乐观的情绪，劳逸结合，避免过度紧张劳累。

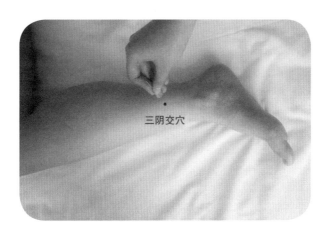

三阴交穴

"小案例"——小便不利的陈老汉

俗话说的活人能让尿憋死，有尿却尿不出来，这就是小便不利的典型症状。有时是因为上火了，或是因为夏天炎热，出汗多，喝水少而造成的。陈老汉是一位生活在农村的老农民，夏天到了，每天天刚亮就要下地干活，到了八点多才回家吃个早饭。已经出了一身臭汗的他，回家并没有喝水，反而还吃了很多咸菜，连续一个月下来，起初陈老汉只是觉得自己的小便非常黄，可过了几天发现上厕所时尿道涩痛，慢慢地就出现了小便不利的症状。陈老汉这时才反应过来，是因为自己最近喝水太少了，可是现在他越喝水越憋得难受，实在是难忍啊。于是儿子带着陈老汉来到了县医院，医生给老爷子插了尿管，将尿导出，并建议陈老汉针灸治疗。针灸科医生在老汉的小腿内侧阴陵泉穴处进行了针刺，一周后，老汉就能自己控制排尿了。

"小妙招"——巧用阴陵泉穴

尿不净令人非常难堪，表现为排尿不畅，有尿意但却尿不出来，解小便时，需要等待一会儿，才能慢慢解出来。阴陵泉穴属足太阴脾经，位于小腿内侧，胫骨内侧下缘与胫骨内侧缘之间的凹陷中，在胫骨后缘与腓肠肌之间，比目鱼肌起点上。阴陵泉具有排渗脾湿的作用，对小便不利具有很好的治疗作用。针刺时直刺 1～2 寸。

"小提示"——安全针刺不能忘

● 直刺 1 ~ 2 寸。

● 皮肤感染、溃疡、瘢痕和肿瘤部位不宜针刺。

● 过于疲劳、精神高度紧张、饥饿者不宜针刺。

● 在大量出汗以后，要补充足量的水分，以免因饮水不足造成尿量少而浓，以至不能及时把细菌等有害物质排出体外。

● 为避免因过度劳累而降低身体对疾病的抵抗力，哪怕再繁忙，也应保证充足的睡眠。

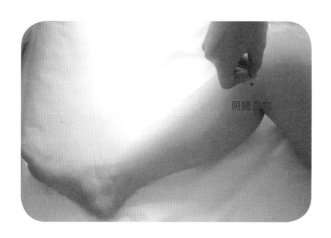

"小案例"——尴尬失禁的包女士

包女士患尿失禁多年，自从生了孩子之后，就常常尿失禁，咳嗽、大笑，甚至打喷嚏的时候都会有少量尿液排出，别提多尴尬了。包女士原本性格开朗，但自从得了尿失禁后整个人越来越沉默了。包女士遂去某医院针灸科就医，医生只针刺了太溪穴，几个疗程后，包女士自觉明显好转，从此又变得开朗起来。

"小妙招"——巧用太溪穴

中医认为尿失禁病位在膀胱，病机主要为肾虚不固，膀胱失约，不能固摄尿液，而致尿液不受控制自行流出。太溪是治疗尿失禁的常用穴位，太溪为足少阴肾经之输穴、原穴，针刺太溪穴可以起到补益肝肾，固摄尿液的功效。当发现自己或亲朋患有尿失禁时，我们不妨针刺具有补肾固摄作用的太溪穴。太溪穴位于足内侧，内踝后方，当内踝尖和跟腱之间的凹陷处。当你被尿失禁困扰时，不妨尝试针刺太溪穴。针刺时，坐位或仰卧位，针刺 0.5 ~ 1.5 寸。

"小提示"——针灸并施效更佳

● 针刺太溪穴时，我们要注意手法力度及针刺深度，避免刺破血管。

● 退针之后，可以在该穴位处进行艾灸，效果更佳。一般灸 15 ~ 20 分钟，以局部皮肤温热潮红为度。

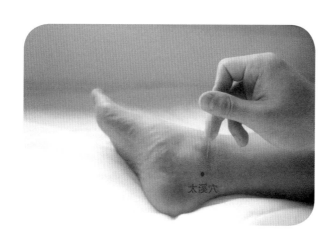

太溪穴

23 阳痿

"小案例"——"能力不行"的王先生

婚姻是幸福的殿堂，它让我们感受到家庭的温暖，让我们拥有了更多家人的爱，更让夫妻之间有了进一步的了解。王先生和孔小姐就在今天正式结为夫妻，俩人在温馨浪漫的小屋中享受着幸福的时光。可浪漫的前奏结束后，王先生发现自己的阴茎怎么也硬不起来，可能是因为第一次过度紧张的缘故吧。在妻子的一番鼓励之下，并没有太大的进步。妻子和王先生商量要去看大夫，可王先生碍于面子，迟迟不肯去医院。最终两人当晚决定去了一家很有名的中医老先生那里治疗。老中医见多识广，当即在王先生双侧的三阴交穴处快速捻转，使针感上传至腹部，一共半个小时的工夫，治疗就结束了。老大夫嘱咐王先生最近一周要来连续治疗，现在就可以回家试试喽。两人回到家后，发现太神奇了，原来一直躺着的阴茎终于笔直的"站"了起来。

"小妙招"——巧用三阴交穴

当你或者你的爱人出现阳痿症状时，不妨尝试针刺三阴交穴，以达到治疗的目的。三阴交在小腿内侧，当足内踝尖上3寸，胫骨内侧缘后方。是足太阴、少阴、厥阴经交汇穴，常刺激此穴可调补肝、脾、肾三经气血，可健脾疏肝益肾。中医认为阳痿病主要与肾脏有关，因肾主生殖司二便，而肝经循行经过前阴，针刺三阴交穴还可以调理脾胃，故针刺三阴交对治疗阳

"小提示"——安全针刺不能忘

● 针刺三阴交穴时，我们要注意手法力度不要过强。

● 因三阴交可促进子宫收缩，故孕妇禁止使用此穴，避免发生意外。

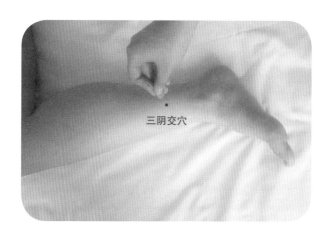

三阴交穴

痿可以起到意想不到的疗效。针刺时，针尖向下，直刺1.0～1.5寸。另外，阳痿不仅是一种生理疾病，更是一种心理疾病，很多人在患病后不能够摆正心态，不积极就医，缺乏自信也是阳痿治疗效果不好的原因，所以病人应该摆正心态，积极面对，树立自信心，并采用针刺三阴交穴的方法，往往治疗会达到意想不到的效果。

"小案例"——受遗精困扰的王同学

青少年应该活泼开朗，充满快乐，然而上初三的小王最近就出现了令他很烦恼的事情——遗精。细心的妈妈发现了小王的异常，在妈妈的引导下，小王同学终于把事情告诉了父母，小王爸爸找到了自己当医生的朋友咨询了情况，医生告诉他是因学习、生活压力大，对于性知识的匮乏等引起的，遗精是无性交活动时的射精，是青少年常见的正常生理现象，约有80%的未婚青年都有过这种现象。医生告诉小王爸爸针刺小王的列缺穴，并嘱咐小王摆正心态，不要担心，经过一段时间的治疗后，遗精的现象果然好转，小王又有充足的精力投入学习之中，学习成绩也稳步提升。

"小妙招"——巧用列缺穴

中医认为遗精多由肾虚精关不固，或心肾不交，或湿热下注所致。列缺穴归属手太阴肺经，为八脉交会穴之一，通于任脉，故有通调任脉之作用。男子任脉起于肾下精宫，上循阴器，因此，针刺列缺穴可以起到调节外生殖器的作用，可治疗遗精。当您或家人出现频繁遗精时，可以尝试针刺列缺穴来治疗遗精。列缺穴在前臂桡侧缘，桡骨茎突上方，腕横纹上1.5寸，当肱桡肌与拇长展肌腱之间。列缺穴的简易定位方法是以左右两手虎口交叉，一手食指押在另一手的桡骨茎突上，当食指尖到达的凹陷处取穴。针刺时，向上斜刺0.5～0.8寸。

"小提示"——针灸并施效更佳

● 退针之后，可以在该穴位处进行隔姜灸，效果更佳。一般灸 3 ~ 5 壮，以局部皮肤温热潮红为度。

● 针刺列缺穴时，我们要注意手法力度及针刺深度。

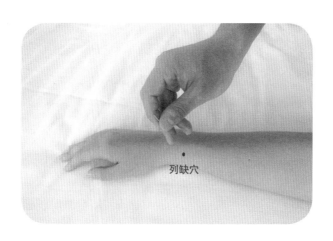

列缺穴

25) 乳腺增生

"小案例"——乳房胀痛的刘女士

每个女性都希望有健美的乳房。然而最近刘女士却发现自己的乳房长了几个小肿块，并且有些胀痛，这让爱美的刘女士很紧张，到医院就诊，医生诊断为乳腺增生症，医生只给刘女士针刺了列缺穴，短短的几个疗程，刘女士明显感觉到乳块减小，逐渐消失，乳房也不胀痛了。

"小妙招"——巧用列缺穴

中医称乳腺增生为"乳癖"，一般来说，妇女多愁善感，一不顺心则心肝之火勃然而起，而肝经又通乳循行两胁，导致气郁痰凝于乳，所以认为乳癖的发生多与情志内伤、忧思恼怒等因素有关。本病病位在乳房，其基本病机是气滞痰凝，冲任失调。列缺穴归属手太阴肺经，为八脉交会穴之一，通于任脉，故有通调任脉之作用。因此，可用列缺穴治疗乳腺增生症。当您在确诊为乳腺增生时，可以尝试针刺列缺穴来治疗。列缺穴在前臂桡侧缘，桡骨茎突上方，腕横纹上 1.5 寸，当肱桡肌与拇长展肌腱之间。列缺穴的简易定位方法是以左右两手虎口交叉，一手食指按在另一手的桡骨茎突上，当食指尖到达的凹陷处取穴。针刺时，向上斜刺 0.5 ~ 0.8 寸。另外，患者平时应该保持心情的舒畅，这样更有利于症状的预防和缓解。

"小提示"——安全针刺不能忘

● 注意适当休息，勿过劳，保持心情舒畅，提高机体的免疫功能。

● 针刺列缺穴时，我们要注意手法力度及针刺深度。

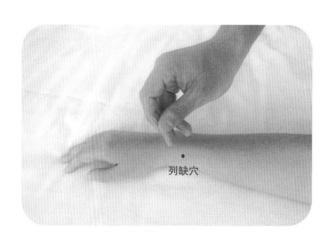

列缺穴

"小案例"——哺乳疼痛的李女士

拥有一个健康可爱的宝宝是很多女人的一个美好愿望，初次做妈妈的李女士看到自己可爱的宝贝总是感到很幸福。然而，李女士却有一个苦恼，李女士感到自己的乳房胀痛，偶尔还有发烧的症状，这让李女士很着急。于是她来到妇产科就诊，医生告诉她得了急性乳腺炎。但由于在哺乳期，不敢随便服用药物，大夫选择给李女士在少泽穴点刺放血，并嘱咐其保持乳头清洁，经常用温肥皂水洗净，养成定时哺乳的良好习惯，每次将乳汁吸尽。一个疗程之后，李女士乳房的红肿硬块完全消散，乳汁分泌通畅，全身症状完全消失。

"小妙招"——巧用少泽穴

急性乳腺炎相当于中医的"乳痈"，乳痈的发生多与忧思恼怒、过食辛辣厚味、乳头皮肤皲裂、外邪火毒入侵等因素有关。少泽穴刺络放血，能活血消肿、通经活络、清热解毒。少泽穴在小指尺侧指甲角旁 0.1 寸，并且是手太阳小肠经的井穴，井穴具有清热的作用，操作时可以浅刺 0.1 寸或点刺放血。放血时先用一只手将施术的小指捏住，并向小指指端进行反复的揉搓，使施术部位血液充足，消毒后用三棱针刺破穴位处，向外用力挤压，出血 3 ~ 5 滴即可。

"小提示"——日常防护不能忘

● 保持乳头清洁，经常用温肥皂水洗净，如有乳头内陷者更应注意清洁，不要用乙醇擦洗。

● 养成定时哺乳的良好习惯，每次将乳汁吸尽，如吸不尽时要挤出，不让婴儿含乳头睡觉。

● 如有乳头破损要停止哺乳，用吸乳器吸出乳汁，在伤口愈合后再行哺乳。

● 孕妇慎用少泽穴。

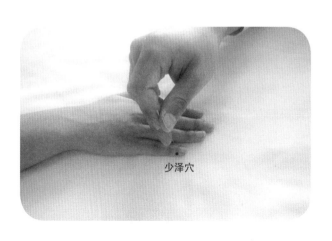

少泽穴

27 阑尾炎

"小案例"——腹痛难忍的王先生

炎热夏天的一个晚上，小王约了自己的好朋友们出来吃烧烤，聊得尽兴，难免多喝了几杯冰镇扎啤，但是享受之后，小王却遭受了巨大的痛苦。起初小王只是肚子脐周疼痛，以为是吃坏了肚子，但是几个小时之后，他疼痛难耐，才到医院就诊，医生确诊为急性阑尾炎，但是医生并没有要求小王做手术，而是针刺了在腿部的阑尾穴，不一会，小王感到疼痛明显减轻，医生又给他开了一些消炎药静脉注射，几天后小王就痊愈了。

"小妙招"——巧用阑尾穴

阑尾炎属中医"肠痈"范畴，是外科最常见的急腹症之一，临床以转移性右下腹持续性疼痛和右下腹局限而固定的压痛为特征。阑尾炎的发生多与饮食不节、寒温不适、暴食后剧烈运动、忧思郁怒等有关。阑尾穴是经外奇穴，它的位置在足三里穴直下2寸，膝髌以下约5寸，胫骨前嵴外侧一横指处。阑尾穴是治疗阑尾炎的经验效穴，针刺它可以起到意想不到的效果。针刺时，针尖向下，直刺1～1.5寸。

"小提示"——安全针刺不能忘

● 针刺阑尾穴时，我们要注意手法力度及针刺深度。

● 另外，虽然阑尾穴对于缓解疼痛具有较好的疗效，但是一旦出现阑尾炎的症状，一定要及时到医院诊断治疗，以免导致病情恶化，影响治疗。

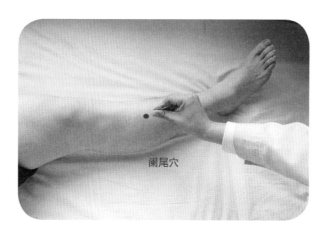

阑尾穴

"小妙招"——巧用阿是穴

阿是穴，又名不定穴、天应穴、压痛点。这类穴位一般都随病而定，多位于病变的附近，也可在与其距离较远的部位，没有固定的位置和名称。它的取穴方法就是"以痛为腧"，是以病痛局部或病痛的反应点（有酸、麻、胀、痛、重，或斑点、色变、硬变、肿胀等反应）作为穴位的一类腧穴。

关于阿是穴还有一个有趣的小故事：相传在古时有一中医为病人治病，但一直不得其法。有一次无意中按到病者某处，病者的痛症得到舒缓。医者于是在该处周围摸索，病者呼喊"啊……是这里，是这里了。"医生加以针灸，果然使病症转好。于是把这一个特别的穴位命名为"阿是穴"。当你或者家人因为鸡眼困扰时，可以尝试针刺阿是穴。需要注意的是，治疗鸡眼的阿是穴在鸡眼的正中心，针刺深浅是否达到适度是能不能治愈的关键，在针刺时必须针破鸡眼的角质，如患者疼痛不能忍受就是针刺过深，应调整深度再进行捻转。

"小提示"——安全针刺不能忘

● 针刺阿是穴治疗鸡眼时，应注意手法的深度和力度，不要用力过大，避免针刺过深，造成不必要的损伤。

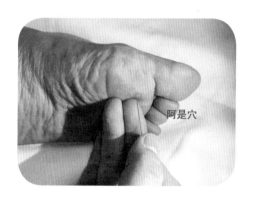

阿是穴

29 痔疮

"小案例"——"有痔青年"刘先生

刚刚毕业的小刘是一个有志青年，在某知名公司里当一名销售，为了业绩经常应酬不断。小刘在一次聚会时饮酒太多，导致痔疮发作，疼痛难忍，坐立不安，不得不推掉很多应酬，更导致了业绩下降，从有志青年变成了"有痔青年"让小刘苦恼不堪。经朋友介绍，小刘认识了一位针灸医生，小刘赶紧向他讨教治疗痔疮的好方法。这位医生用针刺二白穴的方法给他治疗，经过一个疗程的治疗后，刘先生的痔疮疼痛消失了，也没有再出现便血等现象。

"小妙招"——巧用二白穴

中医认为痔疮的基本病机是肛门部筋脉横解，痔疮的发作多与久坐久立、负重远行、嗜食辛辣、酒色过度、久泻、久痢、长期便秘等因素有关，病位在肛门。二白穴是治疗痔疮的经验效穴，历代医家通过针刺二白穴治疗痔疮均取得了较好的疗效。当你或者你周围有人深受痔疮的困扰时，你可以选择针刺二白穴，能起到满意的疗效。二白穴属于经外奇穴，伸腕仰掌，在前臂掌侧，腕横纹上4寸（腕横纹到肘横纹长度的三分之一处），桡侧腕屈肌腱的两侧，一侧有两个穴位，其中一穴在掌长肌腱与桡侧腕屈肌腱之间，另一穴在桡侧腕屈肌腱的桡侧。针刺时，针尖向下，针刺0.5～0.8寸。针刺二白穴具有疏通经络、调和气血的

"小提示"——安全针刺不能忘

● 针刺二白穴时，我们要注意手法力度及针刺深度。

● 痔疮患者平时应加强体育锻炼，预防便秘，养成定时排便的习惯，保持肛门周围清洁，避免久坐久立，忌食辛辣，戒烟限酒。

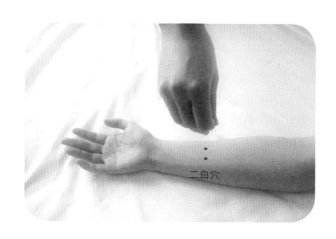

作用，经络通达，瘀滞消散，气血得以调和，肛肠局部血液循环获得改善，祛瘀生新，痔疮自愈。

"小案例"——"左右为难"的孙女士

结束了一天劳累的工作，孙女士回家后美美睡了一觉，可是清晨起床时她发现颈部疼痛，抬头仰头时都会疼痛，她知道自己可能是落枕了，可是她觉得坚持一下就好了，没想到上了一天班之后她仍然感到特别难受，转头时"左右为难"不敢动弹，同事告诉她一个小秘诀，针刺外劳宫可以治疗落枕。孙女士下班后就迫不及待地试了试，并且自己慢慢活动颈部，没多长时间她颈部的疼痛就明显减轻了，第二天又做了一次治疗，她的疼痛症状就完全消失了，特别神奇。

"小妙招"——巧用外劳宫穴

中医认为落枕多因颈部扭伤、睡眠姿势不良、枕头高低不适或局部感受风寒引起，属气血凝滞，经络痹阻，气血流通失畅，不通则痛。外劳宫是经外奇穴，又是治疗落枕的经验穴，故又名落枕穴，具有活血通络，解痉镇痛的作用，结合运动疗法可明显提高针刺疗效。当发生落枕，出现颈部突然疼痛、活动障碍时，可以尝试针刺外劳宫穴，可以起到非常好的疗效。外劳宫穴在手背侧，第2、3掌骨之间，掌指关节后0.5寸。内劳宫穴与外劳宫穴相对，握拳屈指时中指尖处即是，所以在手背与内劳宫穴相对的就是外劳宫穴。针刺时，针尖向下，直刺0.5～0.8寸。

"小提示"——安全针刺不能忘

● 针刺外劳宫穴时，我们要注意手法力度及针刺深度。

● 当发生落枕，针刺外劳宫穴时，可以配合颈部的运动，如缓慢的活动头部，通常可以起到更好的治疗效果。

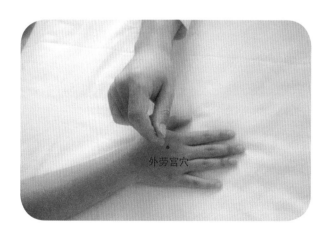

外劳宫穴

"小妙招"——巧用养老穴

颈椎病又称颈椎综合征，属中医学"痹症""项肩痛""项筋急""眩晕"等范畴。为中老年人的常见病、多发病，随着生活方式的变化，发病年龄有日益年轻化的趋势。中医学认为颈椎病的发生在内为正气不足，气血亏虚，筋骨失养；在外为风寒湿邪闭阻经络、劳伤血瘀，使颈部气机受阻，运行不畅，气血凝滞，久而成痹，出现颈项疼痛、活动障碍等症状。

养老穴是手太阳小肠经上的常用腧穴之一，以手掌面向胸，当尺骨茎突桡侧骨缝凹陷中，在尺骨背面，尺骨茎突上方，尺侧腕伸肌腱和小指固有伸肌腱之间。手太阳循行于项部及肩部，在大椎穴与督脉交会，督脉贯脊中，在睛明穴与足太阳经相交接，故针刺养老穴，疏调手太阳经气的同时又可以疏通颈部循行的其他经脉，从而可治疗颈肩部疼痛，取穴少，操作简便。所以当患有颈椎病时，针刺养老穴，疗效确切。针刺时，以掌心向胸姿势，直刺 0.5 ~ 0.8 寸。

"小提示"——日常防护不能忘

● 针刺养老穴时，我们要注意手法力度及针刺深度。

● 纠正工作中的不良习惯，定期改变头颈部体位，定时做抬头锻炼，锻炼增强颈背部肌肉；读书写字 30 分钟后应活动颈部，抬头远视半分钟，有利于缓解颈肌紧张；改善与调整睡眠状态，保持良好睡姿，枕头不宜过高或者过低，应在 10cm 左右。

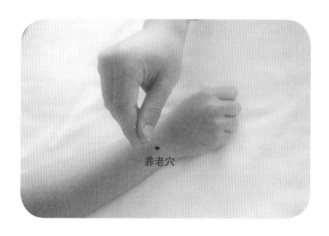

养老穴

"小妙招"——巧用后溪穴

急性腰扭伤属于中医学"腰腿痛"范畴，针灸治疗急性腰扭伤历史久远，历代医家经过长期的临床实践，积累了丰富的经验。后溪穴有舒筋活络、行气止痛、醒脑安神、镇惊止痉、清热解表、宣阳截疟等功效，其中尤以舒筋活络之功效最为显著。后溪通于督脉，为八脉交会穴，又为手太阳小肠经之输穴（输主体重节痛，可治疗关节疼痛的病），而手足太阳经首尾相接，所谓"经脉所过，主治所及"，故督脉和足太阳经所系之症取后溪所主，督脉和足太阳经循行都过腰部，所以后溪是治疗腰扭伤的首选穴位。后溪穴在手掌尺侧，微握拳，第 5 指掌关节后远侧掌横纹头赤白肉际。具体在小指尺侧，第 5 掌骨小头后方，当小指展肌起点外缘。针刺时，直刺 0.5 ～ 0.8 寸。

"小提示"——安全针刺不能忘

● 针刺后溪穴时，我们要注意手法力度及针刺深度。

● 需要注意的是，针刺最好是在 X 线平片检查无异常表现时，以免延误治疗。

● 如果经常出现腰扭伤，应避免大幅度的活动。

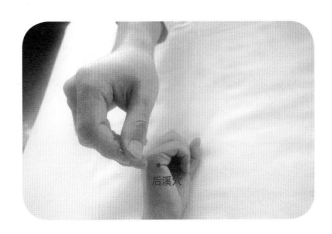

后溪穴

"小案例"——腰酸背痛的王先生

南方的六月，又到了梅雨季节，每天阴雨连绵，让人难免会心情低落。王先生是一名老司机，为了一家人的生计，每天起早贪黑跑车，因为长期劳累，保持不良姿势，他经常感到腰痛，到了这个梅雨季节，腰痛的症状更加明显，还有腿麻的症状，已经严重影响了他的工作，不得已来到了针灸科诊治。做了 CT 之后，医生诊断为腰椎间盘突出症，医生给他针刺了委中穴，几个疗程之后，王先生的腰痛症状明显减轻，腰部活动改善明显。

不良姿势、外伤、职业（如长期体力负重劳动）、遗传、吸烟、寒冷、酗酒、腹肌无力、肥胖等均能引起腰痛，其最常见的腰痛病因为腰椎间盘突出、腰肌劳损、第三腰椎横突综合征等，而腰椎间盘突出症正逐年年轻化，严重影响着人们的日常生活。

"小妙招"——巧用委中穴

中医学认为，本病发生的关键是肾气虚损，筋骨失养。其主要病因为机体外感于风、寒、湿、热之邪，或因跌仆闪挫、负重扭伤等，以致脉络闭阻，气滞血瘀，不通则痛。自古就有"腰背委中求"之说，就是说腰背部的疾病可用委中穴来治疗。委中穴是足太阳膀胱经的常用腧穴之一，位于膝后区，腘横纹的中点即是。足太阳膀胱经分布于腰脊两侧线，"经络所过，主治所及"，其意思是说经脉可以治疗经脉循行部位的疾病。委中

"小提示"——安全针刺不能忘

● 针刺委中穴时，应要注意手法力度及针刺深度。

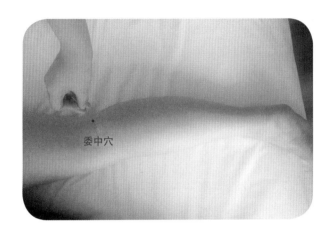

委中穴

穴为足太阳膀胱经的合穴，"合治内府"（合穴可以治疗腑病），膀胱与肾相表里，腰为肾之府，因此委中可治疗腰部疾患。委中在古籍中更有"血郄""郄中"之名，合穴为经脉气血聚集之处，此处经气最为旺盛，刺激本穴调理经气，则可达"通则不痛"。所以治疗慢性腰痛症状时，首选委中穴。针刺时，直刺1 ~ 1.5寸。

"小案例"——肘部疼痛的王先生

很多人都很羡慕厨师这个行业，觉得他们可以每天制作很多美味，还可以品尝各种不同的美味，然而厨师也有辛苦的一面。小王就是一个大厨，他每天的工作就是颠勺炒菜，可是他最近发现自己的胳膊肘开始疼痛，并且越来越严重了，厉害的时候甚至连菜刀都拿不起来，经熟人介绍，他找到了一位针灸医生，医生只给他针刺了尺泽穴，经过十天治疗，他肘痛的症状就消失了。

"小妙招"——巧用尺泽穴

中医学认为，肘痛病因主要是与慢性劳损有关，前臂在反复地做拧、拉、旋转等动作时，可使肘部的经筋形成慢性损伤，以致局部气血瘀滞，络脉不畅。基本病机是筋脉不通，气血阻滞。尺泽穴属于手太阴肺经的合穴，位于肘横纹中，肱二头肌腱桡侧凹陷处。尺泽治疗肘痛是利用了腧穴的局部治疗作用，针刺尺泽可以调节肘部的局部气血，通络止痛。当出现肘痛症状时，可以尝试针刺尺泽穴，往往效果明显。针刺时，直刺0.8～1.2寸。

"小提示"——安全针刺不能忘

● 针刺尺泽穴时，我们要注意手法力度及针刺深度。

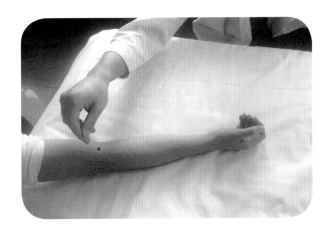

"小案例"——伸不直腿的黄女士

人进入中年，如果不好好护理，一些疾病就会找上门来。今年 50 岁的黄女士事业有成，家庭美满，最近又抱了孙子，本应感到高兴的黄女士却一点也高兴不起来。原来黄女士半年前就出现了膝盖部位的隐痛，最近一段时间不断加重，爬楼走路时疼痛难忍，有时候想抱孙子出门逛逛都感到吃力，这让黄女士很困扰。于是她到西医院治疗，诊断为膝关节炎，口服药物效果却不明显。偶然的机会，她在电视养生节目中看到针刺膝疾穴可以治疗膝关节炎，抱着试一试的态度，自己学着针刺，经过半个月治疗，疼痛果然减轻了许多，黄女士也变得开心了。

"小妙招"——巧用膝疾穴

中医理论认为，骨性膝关节炎属"痹症"范畴，由于风、寒、湿邪侵犯人体，邪气流着于关节，经脉受阻，加之年老肝肾不足、气血亏虚、筋骨失养，发为本病。膝疾穴，内侧称"内膝疾穴"，外侧称"外膝疾穴"。外膝疾穴在膝外粗隆直上 5 横指，在梁丘穴上 0.5 寸外 1 寸处；内膝疾穴在膝内粗隆直上 5 横指，在血海穴上 0.5 寸内 1 寸处。膝疾穴是治疗膝关节炎的经验穴，针刺膝疾穴是根据腧穴的局部近治作用，可以舒筋活络止痛，改善局部血液循环，起到治疗作用。针刺时，平卧位，直刺 1 ~ 1.5 寸。

"小提示"——安全针刺不能忘

● 针刺膝疾穴时，我们要注意手法力度及针刺深度，避免刺中腿部动脉。

● 预防膝关节炎还要从日常生活中做起，避免长时间处于一种姿势，更不要盲目地反复屈伸膝关节，揉按髌骨；注意防寒防湿，保暖，避免膝关节过度劳累；尽量减少上下台阶使膝关节屈曲负重的运动，以减少关节软骨的磨损。

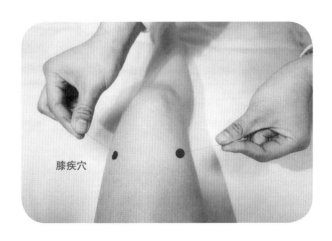

膝疾穴

36 肩周炎

"小案例"——肩部疼痛的刘女士

刘女士今年 45 岁，是一名初中教师，每当站在讲台上，她总是充满了激情，看到孩子们对知识渴望的眼神，她总能感到一股前进的动力和快乐，然而最近她不得不离开她热爱的讲台一段时间，因为她得了肩周炎，胳膊抬不起来，只能请假休息进行治疗，眼看就要中考了，这让她很着急。于是她到一家中医门诊就诊，医生确诊为肩周炎，给她针刺了承山穴，并让她轻微活动肩部，针刺后嘱咐她进行功能锻炼，半个月的工夫，刘女士的疼痛就明显缓解了。

"小妙招"——巧用承山穴

肩周炎的发生常与肩部过度劳损、感受风寒湿邪的侵袭有关。当肩周炎的症状出现时，我们可以选择承山穴来进行治疗。承山穴位于人体的小腿后面正中，当伸直小腿或足跟上提时，腓肠肌腹下出现的尖角凹陷处即是（微微施力踮起脚尖，小腿后侧肌肉浮起的尾端即为承山穴）。当有肩周炎的表现时，我们便可以针刺承山穴。针刺时，针尖朝下，直刺 1 ～ 2 寸。

"小提示"——安全护理不能忘

● 不宜做过强的刺激，以免引起腓肠肌痉挛。

● 肩周炎日常护理中，患者应经常进行功能锻炼，比如，尽可能地伸手摸高，两手放后背努力去勾手指等，努力使粘连的关节内外能够活动开来。

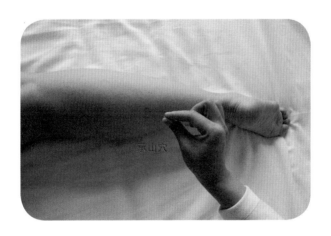

37 足跟痛

"小案例"——足跟疼痛的张女士

足跟痛指足跟一侧或两侧疼痛，不红不肿，行走不便，又称脚跟痛。往往发生在久立或行走工作者，因长期、慢性劳损引起。作为一名高三教师的张女士工作压力大，有时甚至一站就是半天，渐渐地张女士发现自己的足跟部偶感疼痛，起初张女士并未将其放在心上，但是随着高考的临近，工作量陡增，张女士发现自己足跟部的疼痛逐渐加重，行动不便，教学工作也受到了严重的影响，在朋友的推荐下，张女士找到了在中医药大学任教的王院长，王院长熟悉情况后，只给张女士扎了一针"足跟穴"，张女士当时就觉得疼痛明显减轻，可以适当地走几步，在针刺了10天后，张女士再次回到了她所热爱的讲台。

"小妙招"——巧用足跟穴

足跟痛的发生常与久立或久行有关。肝主筋、肾主骨，肝肾亏虚，筋骨失养，复感风寒湿邪或慢性劳损，便可导致经络瘀滞，气血运行受阻，使筋骨肌肉失养而发病。当足跟痛的症状出现时，我们可以选用足跟穴来进行针刺或按压。足跟穴在手掌处，大约是劳宫穴（手心凹陷处）与大陵穴的连线上，但靠近大陵穴的1/3处，即掌心尽头凹陷中。针刺时，直刺0.3～0.5寸，斜刺0.8～1寸。

"小提示"——安全针刺不能忘

● 针刺足跟穴时，我们要注意手法力度及针刺深度。

● 患者站立时进针，同时往返行走、顿顿足跟，可以提高治疗效果。

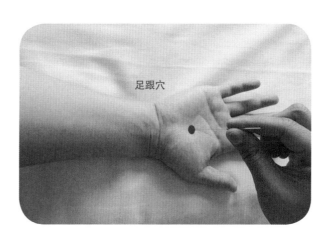

足跟穴

38 踝扭伤

"小案例"——踝扭伤的刘先生

踝扭伤在现代生活中也是一种常见的病症，多为运动时产生。34 岁的刘先生平时爱好打篮球，隔三岔五就要找朋友一起打一场，但是刘先生往往不太注意热身，上场就打，加上有时场地条件并不是那么的完善，平时刘先生便小伤不断。就在几天前，刘先生再次扭伤了自己的脚踝，当时脚踝肿胀得厉害，无法行动，刘先生本想自行休息恢复，但几天后也未见明显好转。不得已，刘先生在球友的护送下来到了当地的一位中医大夫家里，大夫检查了刘先生的脚踝，仅在脚踝附近的丘墟穴扎了一针。当时刘先生并未觉得有什么明显的效果，但是在朋友的规劝下，刘先生还是坚持针灸，在针灸第 3 天时，刘先生脚踝已经明显消肿；针刺第 7 天时，刘先生已可以下地进行活动。为此，刘先生对针灸赞不绝口。

"小妙招"——巧用丘墟穴

踝扭伤多为运动损伤所造成的，给患者的行动带来了诸多不便。如出现踝扭伤时，可以通过针刺丘墟穴来进行治疗。丘墟穴为足少阳胆经的原穴，位于外踝的前下方，当趾长伸肌腱的外侧凹陷处。针刺时，直刺 0.5 ~ 0.8 寸，也可艾灸。

"小提示"——安全针刺不能忘

● 针刺丘墟穴时，我们要注意手法力度及针刺深度。

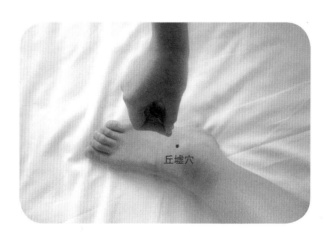

丘墟穴

39 痛经

"小案例"——痛经的王女士

痛经在现实生活中也是一种常见病，给广大女性朋友造成了相当大的痛苦。王女士是一名公务员，但是痛经这个问题已经困扰了王女士十多年之久，王女士也是深受其害，痛得厉害的时候，甚至没法上班，这给王女士带来了很大的烦恼，导致王女士在工作上也没有什么明显的起色。最近王女士结交了一位中医学院的老师，她在这位老师的介绍下找到了一位老中医，老中医在详细询问了她的情况后，只针刺了地机穴，王女士觉得有些不可思议，难道自己那么多年的毛病就让这一根小针给解决了吗？在接受了5次治疗后，王女士并未察觉有何异常，但是在下次月经时，王女士痛经明显好转，不再像以前那么疼痛难忍。

"小妙招"——巧用地机穴

痛经多由寒气和瘀血所导致。当痛经的时候，可以通过针刺、按压或艾灸地机穴的方式来治疗，以缓解疼痛。地机穴为足太阴脾经的郄穴，在小腿内侧，当内踝尖与阴陵泉的连线上，阴陵泉（位于小腿内侧，胫骨内侧下缘与胫骨内侧缘之间的凹陷中）下3寸。针刺时，直刺1～2寸。

"小提示"——安全针刺不能忘

- 针刺地机穴时要注意手法的力度。
- 针刺地机穴治疗痛经时，要使针感传至少腹部。
- 月经期应尽量避免针刺。

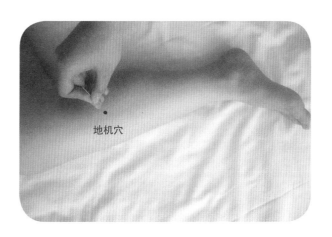

地机穴

40 闭经

"小案例"——闭经的孙女士

35 岁的孙女士是一位家庭主妇，最近张女士发现自己的老公有了小三，张女士大为恼火，跟老公也是经常发生大吵，然而问题也并未得到解决，最终孙女士还是和老公离了婚。离婚后孙女士发现自己月经一直未来，且面部色泽黯淡，容易疲劳倦怠，身体状态不好，孙女士觉得自己这样下去不是办法，遂到中医诊所就诊。大夫听闻孙女士的情况后，打算给孙女士进行针灸治疗，然而孙女士又惧怕针灸，于是大夫决定只针刺血海穴，5 天为 1 个疗程，共治疗了 5 个疗程。第一个疗程后，孙女士的精神状态就好转很多，经过 5 个疗程的治疗，其月经恢复了正常，面部变得光泽，整个人的精神状态都很好。

"小妙招"——巧用血海穴

中医将闭经分为虚、实两类。虚者多因先天不足或后天损伤，致经源匮乏，血海空虚，无余可下；实者多因邪气阻隔，胞脉壅塞，冲任阻滞，血海不满不溢。当确诊为闭经时，可以通过针刺、按压、艾灸血海穴来进行治疗。血海穴为足太阴脾经上的穴位，位于股前区，髌底内侧端上 2 寸，股内侧肌隆起处，在股骨内上髁上缘，股内侧肌中间（患者屈膝，医者以左手掌心按于患者右膝髌骨上缘，二至五指向上伸直，拇指约呈 45 度斜置，拇指尖下即是）。针刺时，直刺 1 ~ 1.5 寸。

"小提示"——安全针刺不能忘

● 针刺血海穴时要注意手法的轻重及进针的角度。

● 针刺血海穴治疗闭经时，要使针感向腹部传导。

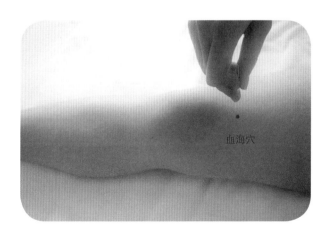

血海穴

41 月经先后无定期

"小案例"——经期紊乱的苏女士

随着生活压力的不断增大，越来越多女性的生理周期不再规律。苏女士是一名公务员，由于十八大刚刚结束，国家对公务员的要求越来越严格，苏女士最近的工作量相当大，并且苏女士的领导由于贪污受贿，刚刚被抓了起来，换领导也给苏女士带来了挑战，在多重压力的影响下，苏女士的身体出现了问题。苏女士最近发现自己经期紊乱，当时并未当回事，觉得只是偶尔的，但是苏女士发现自己最近这几个月经期都比较紊乱。苏女士找到了自己的高中同学张大夫，张大夫只给其针刺和艾灸了三阴交穴，经过几个疗程的治疗，苏女士的经期逐渐正常，生活质量也明显改善。

"小妙招"——巧用三阴交穴

中医上讲，月经先后无定期是由于冲任气血不调，血海蓄溢失常，通常是由肾虚、脾虚和肝郁所引起。当遇到经期紊乱的情况时，可以通过针刺、按压、艾灸三阴交穴来治疗。三阴交为足太阴脾经常用腧穴之一，为足三阴经（肝、脾、肾）的交会穴，三阴交在小腿内侧，当足内踝尖上 3 寸，胫骨内侧缘后方。针刺三阴交穴可调补肝、脾、肾三经气血，对治疗内分泌失调，防治现代文明病（高血压、糖尿病、冠心病等）效果显著。针刺三阴交穴时，直刺 1 ~ 1.5 寸。

"小提示"——安全针刺不能忘

● 孕妇禁针三阴交。

● 针刺三阴交穴时，我们要注意手法力度不要过强。

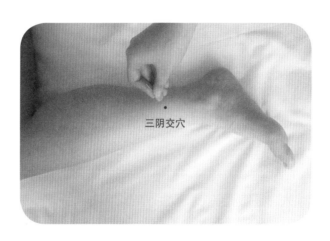

三阴交穴

42 月经过多

"小案例"——月经量多的洪女士

月经过多，也是困扰女性的一个疾病，月经来的时候，要不停地更换卫生巾，严重影响了日常的生活。洪女士就深受月经过多的困扰，每次的月经量都特别多，尤其是月经前三天，晚上睡觉时，洪女士尽管千防万防，还是会弄得床单上都是，几乎月月都要被迫洗床单。而且由于例假失血过多，洪女士患上了贫血，血红蛋白很低。由于气血不足，经常觉得头晕乏力。洪女士遂至中医诊所诊治，大夫只针刺了水泉穴，经过几个疗程之后，困扰洪女士的问题就解决了，整个人脸上的气色好了很多。

"小妙招"——巧用水泉穴

中医认为月经过多是由于气虚冲任不固，或热伤冲任，迫血妄行所致。当有月经过多的症状表现时，可以通过针刺或按压水泉穴来进行治疗。水泉穴为足少阴肾经的穴位，位于内踝后下方，当太溪（位于足内侧，内踝后方与脚跟骨筋腱之间的凹陷处）直下1寸，跟骨结节内侧凹陷处。针刺时，直刺0.3～0.5寸。

"小提示"——安全针刺不能忘

● 针刺水泉穴时，要注意针刺的角度和深度。

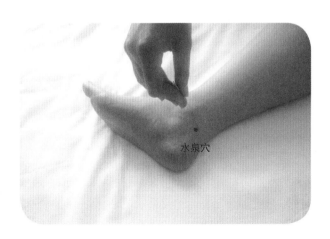

水泉穴

43 孕吐

"小案例"——受孕吐困扰的黄女士

黄女士结婚 3 年了，一直希望有个孩子，终于在今年怀孕了，但是问题也接踵而来，黄女士出现了严重的孕吐现象，伴有食欲不振，每天吃得特别少，并且对于一些气味也是一闻就吐，渐渐地黄女士变得异常消瘦，到医院检查时发现孩子有些营养不良，黄女士顿时急了，好不容易怀孕了，却遇到了这个问题。黄女士到处求医问药，但并未见到明显的疗效。最后黄女士经人推荐找中医就诊，大夫问明情况后，通过针刺内关穴，黄女士当天孕吐的程度就明显减轻了，经过几个疗程的治疗，孕吐程度降低很多，头晕也基本消失了。

"小妙招"——巧用内关穴

当有孕吐反应的症状时，可以通过针刺、按压内关穴来治疗。内关穴是手厥阴心包经上的腧穴，位于前臂掌侧，当曲泽（位于肘横纹中，当肱二头肌腱的尺侧缘）与大陵（腕掌横纹的中点处，当掌长肌腱与桡侧腕屈肌腱之间）的连线上，腕横纹上 2 寸，掌长肌腱与桡侧腕屈肌腱之间。针刺内关穴时，直刺 0.5 ~ 1 寸。

"小提示"——安全针刺不能忘

● 针刺内关穴时，注意针刺手法的轻重。

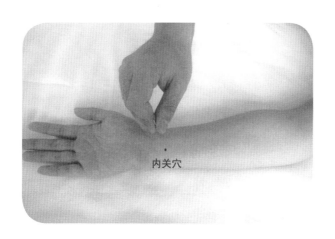

内关穴

44 子宫脱垂

"小案例"——受子宫脱垂困扰的兴女士

兴女士是一名个体老板，原来身体很好，但是就在今年兴女士因为胆囊结石做了一次手术，术后兴女士发现自己时常神疲气短，小腹下坠。兴女士起初认为过段时间可自行恢复，然而情况却并未见明显的好转，兴女士发现自己子宫脱出于阴道口。在朋友的推荐下，兴女士去中医诊所就诊，医生通过针刺和艾灸足三里穴来治疗，经过几个疗程的治疗，兴女士子宫脱垂的症状消失，小腹不再下坠，精力也旺盛了。

"小妙招"——巧用足三里穴

中医认为本病多因分娩时用力太过，或产后劳动过早，导致劳倦伤脾，气虚下陷，收摄无权；或因分娩时处理不当，伤损胞络，胞络失系；或产育过多，房室所伤，肾气亏虚，冲任不固；或素体虚弱，老年久病，术后气血亏虚，便秘努责，失于固摄所致。当有子宫脱垂的症状时，可以通过针刺、按压、艾灸足三里穴的方式来治疗。足三里穴是足阳明胃经的输穴，位于小腿外侧，犊鼻（外膝眼）下3寸，胫骨前缘一横指（中指），简便取穴法为四指并拢，食指上缘放在外膝眼处，小指下处即是此穴。针刺足三里穴时，直刺1~2寸。

"小提示"——针灸并施效更佳

● 对于治疗子宫脱垂，针刺配合艾灸治疗的效果更好。

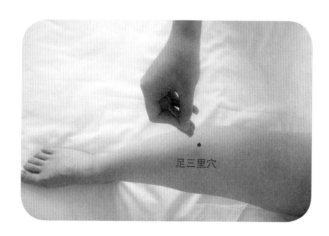

足三里穴

45 不孕症

"小案例"——受不孕症困扰的张女士

不孕的医学定义为一年未采取任何避孕措施,性生活正常而没有成功妊娠。张女士是一名普通的工人,平时工作忙碌,经常休息不好。就在前年,张女士完成了自己的终身大事,十分喜欢小孩子的张女士也希望拥有自己的孩子,可是至今,张女士也未能如愿以偿。张女士在别人的推荐下来到了名老中医张大夫的家中,张大夫望闻问切一番后,给张女士针刺了阴交穴,并配合艾灸疗法,经过一段时间的治疗,张女士面部红润,精神状态良好,最终怀上了自己的孩子,全家人都为之欣喜。

"小妙招"——巧用阴交穴

中医学认为,肾气盛,天癸成熟,并使任脉流通,冲脉气盛,作用于子宫、冲任,使之气血调和,男女适时交合,两精相搏,则胎孕乃成。若肾气虚衰,损及天癸,冲任失调,气血失和,均能影响胎孕之形成。当有不孕症时,可以通过针刺、艾灸阴交穴来治疗。阴交穴是任脉上的穴位,是足少阴肾经、任脉和冲脉之会。阴交穴在下腹部,前正中线上,当脐中下1寸。针刺阴交穴时,直刺0.5～1寸。

"小提示"——安全针刺不能忘

● 孕妇慎用阴交穴。

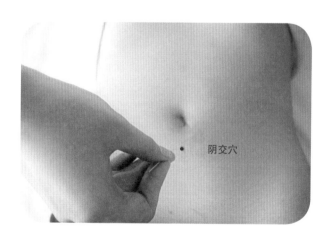

阴交穴

46 胎位异常

"小案例"——胎位异常的邢女士

邢女士去年结婚，一直希望怀孕，在遍访名医后终于怀上了自己的孩子。怀孕后，邢女士加倍小心，补充营养，生怕自己的宝宝营养跟不上。胎儿一直也很健康，就在邢女士怀孕28周后例行检查时，B超发现了胎位异常。邢女士十分紧张，害怕自己的孩子有任何闪失，邢女士到处求医希望解决这个问题，朋友向她推荐了中医学院的专家孙大夫，孙大夫在问清楚情况后，给艾灸了至阴穴，经过3个疗程的治疗，邢女士复查了B超，显示胎位已恢复正常。

"小妙招"——巧用至阴穴

胎位不正是引起难产的原因之一，常见横位、斜位、臀位三种。中医认为本病的病因主要是气滞和气虚。当发生了胎位不正时，可以通过艾灸至阴穴来进行治疗。至阴穴是足太阳膀胱经的井穴，位于足小趾末节外侧，距趾甲角旁0.1寸。

"小提示"——针灸并施疗效佳

● 艾灸至阴穴对纠正胎位不正有奇功，临床一般 1 ～ 2 周就可以见效。

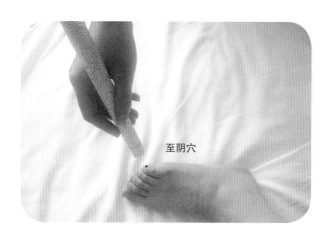

至阴穴

47 产后缺乳

"小案例"——产后缺乳的吴女士

产后缺乳是产妇在哺乳时乳汁甚少，不足够喂养婴儿者。吴女士 20 天前产下一名男婴，本是一件全家开心的事，然而却开心不起来，原来吴女士乳汁太少，无法喂饱婴儿。现在吴女士的儿子基本靠吃奶粉，而高昂的奶粉钱对于普通家庭而言却是一笔不小的开销。为此，吴女士开始咨询产后少乳的问题，碰巧吴女士的好朋友方女士刚好认识省中医院针灸科的刘大夫，刘大夫在详细给吴女士诊治后，只给吴女士针刺了位于手小指末侧的少泽穴，针刺完 1 天后，吴女士发现奶水较之前有所增多，在针刺完 1 个疗程后，吴女士发现产后少乳的问题彻底地解决了，一家人继续幸福地生活。

"小妙招"——巧用少泽穴

中医认为缺乳常见的病因病机为患者素体气血虚弱，又因产时失血耗气；或脾胃虚弱，气血生化不足，乳汁化生乏源，导致乳汁甚少或全无。当产妇患有少乳甚至缺乳的症状时，可通过对少泽穴进行放血和艾灸。少泽穴是手太阳小肠经的井穴，在手小指末节外侧，距指甲角 0.1 寸。针刺时，直刺 0.1 寸，或点刺出血。

"小提示"——安全针刺不能忘

● 孕妇慎用少泽穴。

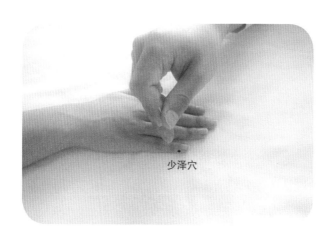

少泽穴

"小案例"——发高烧的小刘

小儿发热是指体温超过正常范围高限，是小儿十分常见的一种症状。刘先生就遇到了这样的问题，刘先生的儿子现在18个月了，因为夏季天气炎热，刘先生晚上多是先开着空调然后再睡觉的，而前天晚上因为工作太累，刘先生忘了关空调。第二天早上起来，刘先生发现儿子大哭大闹起来，检查后发现小朋友发热了，这可给刘先生紧张坏了。孩子还小，刘先生不想给孩子打抗生素，于是刘先生决定求助于中医。刘先生来到了当地的中医院针灸科，陈大夫询问完病史、检查完患儿后，只给小孩扎了一针曲池穴，并对其进行了些许揉按，不一会小孩的热就退了。

"小妙招"——巧用曲池穴

中医认为小儿具有阳常有余，阴常不足的生理特点，很多急慢性病证均有发热的症状。小儿发热不仅让小儿难受，整个家庭也为之担心。当有小儿发热的症状出现时，可以通过针刺、推拿曲池穴来进行治疗。曲池穴为手阳明大肠经的输穴，位于肘横纹外侧端，屈肘，当尺泽与肱骨外上髁连线中点。针刺时，成人直刺1~1.5寸；小儿刺入0.3~0.4寸。

"小提示"——安全针刺不能忘

● 给小儿针刺曲池穴时，不留针，要注意进针的深度。

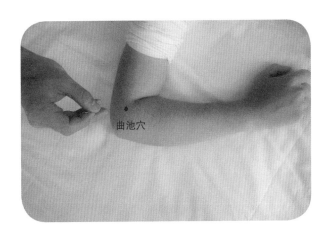

曲池穴

"小案例"——遗尿的小黄

一般情况下，孩子在 3 ～ 4 岁时开始控制排尿，如果 5 ～ 6 岁以后还经常性尿床，每周 2 次以上并持续达 6 个月，医学上就称为"遗尿症"。黄先生的儿子小黄已经 8 岁了，然而小黄同学直到现在依旧经常尿床，这可愁坏了黄先生，他觉得孩子已经大了，经常尿床对于儿子的成长是非常不利的。一次孩子参加夏令营，晚上尿床，第二天被同学们知道后，同学们纷纷嘲笑他，自此之后黄先生发现自己儿子越来越内向，不喜欢与人交际。黄先生到处求医，然而效果却并不理想，一个偶然的机会黄先生找到了已经 70 岁的老中医刘某，刘大夫在详细给小黄同学查体后，决定给小黄同学的"夜尿点"进行针刺，针刺 5 天后，小黄尿床的频率较之前有所降低；再针刺 20 天后，小黄同学尿床的问题基本解决了。

"小妙招"——巧用夜尿点穴

中医认为遗尿多与膀胱和肾的功能失调有关，尤其以肾气不足，膀胱虚寒为多见。当发生小儿遗尿时，可以通过针刺、按压夜尿点来进行治疗。夜尿点位于小指掌面第 2 指关节横纹的中点，左右各一。针刺夜尿点时，直刺 0.2 ～ 0.5 寸。

"小提示"——安全针刺不能忘

● 针刺小儿的夜尿点，注意手法的轻重及进针的深度。

● 年老体弱、孕妇、心功能代偿不全者禁针夜尿点。

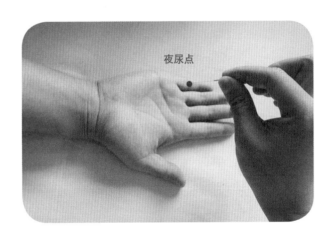

夜尿点

50 小儿腹泻

"小案例"——腹痛腹泻的孙宝宝

长春的秋天气温总是反复无常，时高时低，这使小儿腹泻的发病率猛然提高。孙妈妈最近也遇到了这个烦恼，19 个月大的孙宝宝在半夜睡觉时受凉了，第二天早上出现了腹泻症状。一天大便次数多达 4 ~ 5 次，虽然大便没有腥臭味，但大便却像蛋花汤一样。这可急坏了孙妈妈，孙妈妈觉得孩子还小，西药的副作用太大，于是选择了最健康绿色的针灸疗法。医生只针刺了然谷穴，在针刺了 3 次后，腹泻的症状就基本消失了。

"小妙招"——巧用然谷穴

小儿腹泻好发于秋冬季，多见于 6 ~ 24 个月的小儿，是造成营养不良、生长发育障碍的主要原因之一。因此，作为父母一定要注意宝宝的饮食、生活及卫生习惯。然谷穴位于内踝的前下方，足舟骨粗隆下方凹陷中，是足少阴肾经的荥穴，对治疗消化系统和泌尿系统疾病具有良好的调节作用。当出现小儿腹泻、小便不利等症状时，针刺然谷穴是最好的选择。针刺时，直刺0.5 ~ 0.8 寸。

"小提示"——安全针刺不能忘

● 针刺然谷穴时，要注意手法力度要均匀，不能深刺，以得气为主。

● 在日常生活中，要注意卫生清洁，饮食新鲜，食具要经常消毒，孩子及看护人要养成饭前便后洗手的好习惯。

● 坚持母乳喂养，尤其是出生后的几个月内应以母乳喂养。因母乳最适合婴儿的营养需要和消化能力，母乳中含有可抑制大肠杆菌的有效成分。

● 防止受凉，尤其是腹部受凉。小儿的消化系统发育还不够成熟，特别是肠壁及肠道缺乏脂肪保暖层，因而容易受较凉空气的刺激引起肠蠕动增加，导致便次增加和肠道水分吸收减少，使大便稀溏，病毒也容易乘虚而入。

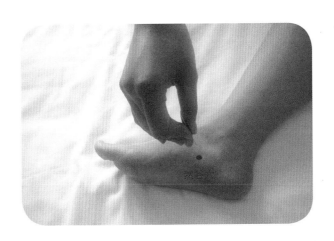

51 小儿肌性斜颈

"小案例"——及时治疗小儿肌性斜颈

刚出生一个月大的瑶瑶每天都喜欢侧着脑袋睡觉，虽然妈妈看到就给她摆正过来，可是不一会儿她自己又会偏向左侧，妈妈以为这是个人习惯，可细心的奶奶发现，瑶瑶的头摆正后左侧的胸锁乳突肌明显大于右侧，生活经验丰富的奶奶认为，孙女瑶瑶可能患的是"歪脖子病"。于是家长带着瑶瑶立即来到了省中医院，经针灸科大夫检查诊断为小儿肌性斜颈。医生说由于发现及时，治疗效果会比发现晚的患者好很多。医生考虑到瑶瑶还是个婴儿，因此选用落枕穴进行治疗，并嘱咐家长每天给瑶瑶进行患侧按摩，不到一个月，瑶瑶的症状明显好转。

"小妙招"——巧用落枕穴

落枕穴是经外奇穴，在手背上食指和中指相对的掌骨之间，用手指朝手腕方向触摸，从骨和骨变狭的手指尽头之处起，大约一指宽的距离上，按压，有强烈压痛之处，就是落枕穴。针刺后，患儿家属可在家自行以大拇指按揉落枕穴，用力由轻到重，保持重按 10～15 分钟，在按摩穴位的过程中，将头稍向前伸，由前下方缓缓缩下去，使下颌向胸骨上窝靠近，颈部肌肉保持松弛，然后将头轻轻缓慢地左右转动，幅度由小逐渐加大，并将颈部逐渐伸直到正常位置。

"小提示"——安全针刺不能忘

● 落枕穴在手背侧，当第 2、3 掌骨之间，掌指关节后约 0.5 寸处，针刺时可直刺或斜刺 0.5 ~ 0.8 寸。

● 希望孩子的家长能够引起重视，早发现，早治疗。

● 保证孩子的健康饮食，为孩子的骨骼肌肉发育提供充足的营养。

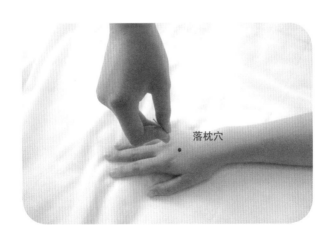

落枕穴

"小妙招"——巧用足三里穴

小儿营养不良多与饮食有关，或因先天不足，脾胃运化不利而致。足三里穴为足阳明胃经的合穴，也是人体最常用的强壮保健穴之一，即可针刺又可灸之。足三里穴具有补脾胃、助运化的功能，是治疗消化系统疾病的首选穴位。西医学研究证实，针灸刺激足三里穴，可使胃肠蠕动有力而规律，并能提高多种消化酶的活力，增进食欲，帮助消化。针刺时，针尖向下，可稍偏向胫骨方向，直刺 1～2 寸，使针感向足部放射；或每天灸足三里15 分钟，并配合用拇指按压，对于提高小儿的免疫力、增强消化能力具有良好的作用。

"小提示"——安全针刺不能忘

● 针刺足三里穴的深度可达 1 ~ 2 寸，但当给小儿进针时，要以得气为主，切记不要只追求深度。

● 在日常生活中，家长如果发现孩子有营养不良的情况，应尽快带孩子去看医生。

● 要注意户外锻炼，多呼吸新鲜空气，多晒太阳，增强体质。

● 治疗期间，可按原有饮食逐量增加，每次增加之量不可过多，若出现消化不良的症状，应酌情减量。

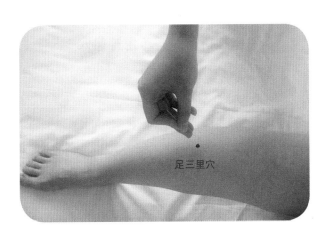

足三里穴

"小案例"——突受惊吓的涵宝宝

9个月大的涵宝宝在一次睡觉时突然被外面的尖叫声吓醒，此后出现了精神紧张、神情恐慌等表现，有时肌肉出现无节奏抽动，幅度大小不一，按压抽动的肢体试图制止发作时，仍感到肌肉收缩，常伴有异常眼、口颊运动。这可急坏了一家人，到处求医问药，然而效果并不明显。一次偶然的机会，涵宝宝的妈妈听说了杜大夫治小儿惊厥效果比较好，遂找到了杜大夫，杜大夫在详细问明情况后，只在涵宝宝手腕部的神门穴针刺了一针，啼哭声就止住了，家人都觉得不可思议，又进行了一个月的针刺治疗，涵宝宝的惊厥基本痊愈了。

"小妙招"——巧用神门穴

小儿惊厥的发病率比较高，有时生活中父母稍一疏忽就会使孩子受到惊吓，常见于正常新生儿由睡眠转为清醒时。神门穴是手少阴心经的穴位之一，位于腕部，腕掌侧横纹尺侧端，尺侧腕屈肌腱的桡侧凹陷处。主治心病，心烦，惊悸，怔忡，健忘，失眠，癫狂痫，胸胁痛等疾病，可帮助入眠，调节自律神经，补益心气，安定心神。当小儿突然受到惊吓时，针刺神门穴可起到镇静安神的作用。针刺时找准穴位，可直刺0.3 ~ 0.5寸。

"小提示"——安全针刺不能忘

● 针刺神门穴时取仰掌的姿势，进针不宜过深。

● 注意饮食规律，多以清淡饮食为主。

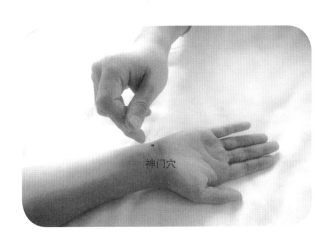

神门穴

54 百日咳

"小案例"——咳声连连的盼盼

咳嗽在小儿疾病中比较常见，大都是由于受凉，或气管和肺受到感染引起的。3 岁的盼盼前些日子因为上呼吸道感染开始咳嗽，刚开始是干咳，后来渐渐地咳出白色的痰液，家人刚开始让盼盼吃些止咳药，发现效果并不好，眼看盼盼咳嗽快半个月了，家人也跟着着急，当地大大小小的医院跑遍了，却没有什么明显的效果。盼盼的奶奶喜欢中医，提议去看中医，于是一家人来到了中医院，儿科孙大夫在详细问诊后，在盼盼手指的四缝穴处放了血，第二天咳嗽症状就减轻了很多。

"小妙招"——巧用四缝穴

百日咳是小儿常见的急性呼吸道传染病，百日咳杆菌是本病的致病菌。其特征为阵发性、痉挛性咳嗽，咳嗽末伴有特殊的吸气吼声，病程较长，可达数周甚至 3 个月左右，故有百日咳之称。四缝穴是经外奇穴，是治疗小儿疳积、百日咳最常用的穴位，位于第 2～5 指掌面，第 1、2 节横纹中央。当小儿出现咳嗽并且长时间不见好转时，可针刺四缝穴以止咳。

"小提示"——安全针刺不能忘

● 针刺时为缓解疼痛，可在穴位上下用绳捆紧，用安尔碘消毒后，押手扶住手指，刺手快速点刺。点刺深浅根据年龄、体质决定，刺后用双手挤出少许血液即可。

● 百日咳是小儿常见的急性呼吸道传染病，因此要保持空气新鲜，避免一切可诱发痉咳的因素。

● 可用鲜生姜或大蒜切片，蘸蜗牛液或鸡蛋清，在胸骨部由上而下涂擦，每天 2 次，每次数分钟。

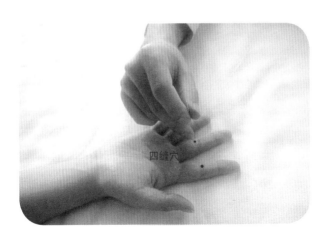

四缝穴

"小案例"——咽部疼痛的王女士

舌扁桃体炎为舌根部淋巴组织团块的炎症性病变。分为急性舌扁桃体炎和慢性舌扁桃体炎，慢性舌扁桃体炎或称舌扁桃体肥大，多由急性舌扁桃体炎反复发作转为慢性。王女士因前一段时间感冒引起咽部疼痛，尽管西药吃了一大堆，但咽部疼痛症状并未得到明显改善。王女士自觉咽干、疼痛、灼热、口渴严重，但喝水后口渴并没有明显的缓解。王女士作为一名公司的公关人员，咽部肿痛对其工作产生了较大的影响。王女士后来到中医院检查才知道自己是因感冒引起的急性舌扁桃体炎发展成了慢性舌扁桃体炎。针灸科医生予针刺太冲穴，一个疗程后，王女士的咽痛症状明显缓解。

"小妙招"——巧用太冲穴

急性舌扁桃体炎多因受凉、过度疲劳等机体抵抗力降低时，诱发本病。慢性舌扁桃体炎因上呼吸道慢性炎症、烟酒过度、好吃刺激性食物等使扁桃体发生代偿性肥大。针刺太冲穴可以宣发郁热，清热泻火，对于因肝经火热而引起的各种疼痛具有良好的治疗效果。太冲穴为足厥阴肝经的输穴、原穴，位于足背侧，第1、2跖骨结合部之前的凹陷处。进针时，直刺0.5～0.8寸。

"小提示"——安全针刺不能忘

● 可采取正坐或仰卧的姿势，进针不宜过深，以得气为主。

● 对于本病，要注意口腔卫生。

● 适当休息，增加营养，提高机体抵抗力。若反复急性发作，待控制炎症后，可考虑行舌扁桃体切除术。

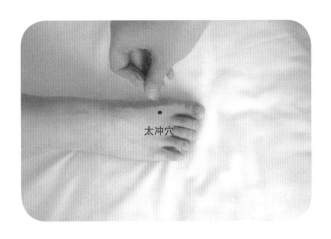

太冲穴

"小案例"——看不清黑板的中学生

近视在我国的中小学生中所占的比例越来越大，几乎一个班中有近 2/3 的学生戴眼镜。小乐是一名高二的学生，其梦想是考取军校，成为一名人民解放军。然而由于较大的学习压力，小乐发现自己最近看东西较为模糊，去眼镜店检查，发现双眼近视300 度，这可急坏了小乐，因为军校对于学生的视力是有较高的要求的。一边是沉重的学业负担，一边是军校梦想，使小乐一直闷闷不乐，上课注意力也没有以前集中，成绩也由原来的名列前茅掉到了中等，这可愁坏了小乐的家人。无意中小乐的妈妈看电视中介绍针灸可以治疗近视，抱着试一试的态度带着小乐来到中医院针灸科，大夫只给小乐扎了一针光明穴，一个疗程后，小乐视物模糊的症状就减轻了不少，小乐又可以继续追逐自己的军人梦了。

"小妙招"——巧用光明穴

近视形成的主要原因是视疲劳，是眼在调节松弛状态下，平行光线经眼的屈光系统的折射后焦点落在视网膜之前，从而形成视近清楚，视远模糊现象。光明穴是足少阳胆经的络穴，位于小腿外侧，当外踝尖上 5 寸，腓骨前缘。光明，光澈明亮也，因此光明穴对于治疗目痛、夜盲、视物不明具有其他穴位不可替代的作用。进针时，可直刺 0.5 ～ 0.8 寸，针感以得气为主。

"小提示"——安全针刺不能忘

● 光明穴在趾长伸肌和腓骨短肌之间，有胫前动、静脉分支，布有腓浅神经。因此，针刺时不宜过深，以得气为主。

● 养成良好的用眼习惯，阅读和书写时保持端正的姿势，眼与书本应保持 30cm 左右的距离，不在走路、乘车或卧床情况下看书。

● 学习和工作环境照明要适度，照明应无眩光或闪烁，黑板不反光，不在阳光照射或暗光下阅读或写字。

● 定期检查视力，对验光确诊的近视应配戴合适的眼镜，以保持良好的视力及正常调节与集合。

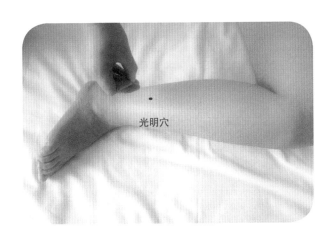

光明穴

"小案例"——眼睛肿胀的王小姐

王小姐是一家外企的销售总监，每天的生活紧张而忙碌，下午别人下了班，她还要再工作一段时间才回家，晚上吃完饭还在继续整理明天上班所需要的资料。由于长时间的辛苦工作，职位虽然越来越高，可最近眼睛却越来越疲劳。最近王小姐总感觉自己的左眼局部发热，几天后发现下眼睑处长了一个像疖子似的带有脓疱的疙瘩。于是王小姐来到医院，医生诊断为麦粒肿，建议做手术，可她工作太忙，最终选择了安全无副作用的针灸来治疗。医生每天给她在少泽穴处放血 1~2 滴，左右手交替，三天以后，脓疱逐渐变小，一个疗程后眼睛已基本无大碍，能够正常工作。

"小妙招"——巧用少泽穴

此病非常顽固，而且容易复发，严重时可遗留眼睑瘢痕。所以患者千万不可自行将脓包戳破。少泽穴为手太阳小肠经的井穴，在小指末节尺侧，距指甲角 0.1 寸，对于治疗热证，如头痛、目翳、咽喉肿痛等头面五官病证，通常刺血方法比较好。一般是在手小指末节尺侧，距指甲角旁 0.1 寸处用三棱针点刺放血，以血色由暗红转为正常即可停止，左右手交替，每天 1 次。

"小提示"——安全针刺不能忘

● 少泽穴深部有指掌侧固有动、静脉，指背动脉形成的动、静脉网，分布有尺神经手背支，点刺放血时，针尖不宜过深。

● 平时应注意眼部卫生，麦粒肿患者切忌不可揉眼睛，特别是夏天细菌、病毒肆虐，而且气候干燥、风沙大，为细菌、病毒提供了良好的传播条件，眼部裸露在外，很容易受到细菌、病毒的侵袭，平日再不注意眼部防护，很容易在极短时间内加重麦粒肿病症的恶化。

● 增强体质，避免偏食，有屈光不正者应及时矫治。

● 发病后切忌对局部用力挤压，要及时治疗。

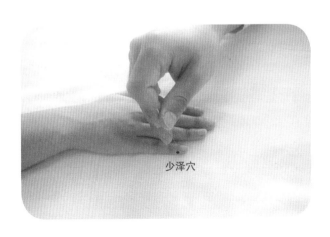

少泽穴

"小案例"——停止游戏的小鹏

近日来，一直酷爱玩游戏的小鹏却把电脑抛到了脑后，对于一个正值青春期的孩子来说，游戏是何等的重要，可是他怎么会把游戏抛到脑后了呢？原来是他最近感觉到自己的视力大不如从前了，并不是因为眼睛近视，而是因为天天看着电脑屏幕以至于自己的眼睛变小了。他告诉妈妈自己的症状以后，妈妈认为他可能是眼皮累的没劲，耷拉下来了。妈妈带小鹏来到中医院，经医生诊断，原来是因为眼睛过度疲劳，造成眼外肌麻痹而出现了上眼睑下垂的症状，医生建议进行针灸治疗。医生在小鹏大腿内侧的血海穴扎了一针，三天后小鹏的上眼睑逐渐抬起来了。

"小妙招"——巧用血海穴

血海穴是足太阴脾经的一个普通腧穴，但在临床应用中却有意想不到的疗效。血海穴和血有着密切的关系，肝得血而能视，肝又开窍于目，因此针刺血海穴，可以治疗因气血不足、经络不通而导致的眼部病变。针刺时，可直刺 1 ~ 1.2 寸。

"小提示"——安全针刺不能忘

● 血海穴在股骨内上髁上缘，股内侧肌中间；有股动、静脉肌支，布有股前皮神经及股神经肌支。针刺时要掌握穴位的解剖位置，以免刺伤血管。

● 防止视力减退和改善外貌，应针对病因治疗。

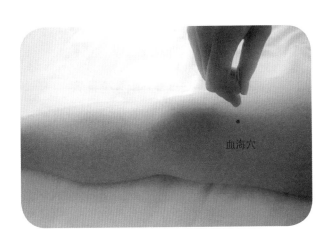

血海穴

59) 眼袋浮肿

"小案例"——早上醒来浮肿的眼睛

近一个月以来，邢大爷发现每天早上睡醒后自己的眼睛总是肿肿的，眼皮也厚厚的，起床活动一会后浮肿虽然会自行消失，但邢大爷认为，出现这种症状并不是没有原因的。这一个月，邢大爷觉得吃饭也不香，饭量比以前小得多，大便稀了很多，浑身也没劲。难道是这个夏天太热总吃凉菜的缘故？带着这个问题，邢大爷来到了医院，经医生检查，原来是长时间吃过于寒凉的食物造成了脾胃虚寒的症状。医生分析，诸湿肿满，皆属于脾，而食用过于寒凉的食物使本来就虚弱的脾胃变得更虚弱了。医生给邢大爷在小腿内侧的阴陵泉穴处，左右各扎一针，一周后症状明显缓解。

"小妙招"——巧用阴陵泉穴

老年人的脾胃较年轻人本来就虚弱，因此过食寒凉之品往往会加重脾胃虚弱的症状。即使是在夏天，也建议老年人要注意给脾胃保暖。中医认为，脾主眼睑，若出现了眼睑浮肿，大致是因为脾虚湿盛造成的。阴陵泉穴是足太阴脾经的合穴，五行属水，在胫骨后缘和腓肠肌之间，比目鱼肌起点上。阴陵泉具有健脾利湿，通经活络的作用，对于治疗因脾虚湿盛而引起的各种浮肿，具有良好的调节作用。针刺时，可直刺 1 ~ 2 寸，以局部酸胀为佳，针感可向下扩散。

"小提示"——安全针刺不能忘

● 阴陵泉穴前方有大隐静脉，膝最上动脉，最深层有胫后动、静脉，分布有小腿内侧皮神经本干，最深层有胫神经。针刺时，切勿损伤神经。

● 少食寒凉之品，多食健脾养胃之品，诸如谷类食物。

● 按摩眼周，加快眼周的新陈代谢，保证良好的睡眠。

● 多吃消水肿的食物，像红豆、绿豆、冬瓜、薏苡仁等都是很好的消除水肿的食物。

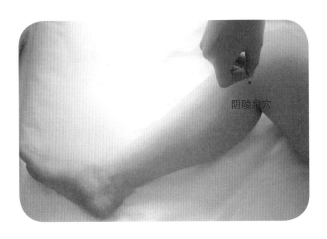

阴陵泉穴

"小案例"——隐形眼镜引起的眼干症

齐女士是一家企业的白领，每天处在繁忙的工作中，由于工作的性质，一向眼睛近视的她要长期配戴隐形眼镜，致使眼睛出现了干涩的症状。起初，她总是揉眼睛，揉一会儿后觉得会舒服一些，可久而久之，眼睛干涩的症状越来越严重。齐女士来到针灸科门诊，医生诊断为眼干症，因长时间戴隐形眼镜而引起的。隐形眼镜漂浮在泪液上，戴隐形眼镜会加速泪液的蒸发，从而使眼睛干涩，若眼睛长期处于干涩状态，就会形成眼干症。医生给齐女士脚上的太冲穴处扎了一针，每天一次，三天后症状明显改善。

"小妙招"——巧用太冲穴

现在越来越多的人配戴隐形眼镜，专家表示，大约每 10 个隐形眼镜配戴者中，便会有 2 个出现眼干症状。软性隐形眼镜镜片具有吸水作用，会吸收角膜表面的泪水，若配戴者泪水不足，加上长时间配戴，易令眼睛出现干涩不适。太冲穴是足厥阴肝经的输穴、原穴，位于足背侧，第 1、2 跖骨结合部之前凹陷处。由于肝开窍于目，因此太冲穴可以治疗因肝经病变而引起的眼部疾病。进针时，可直刺 0.5 ~ 0.8 寸。

"小提示"——安全针刺不能忘

● 太冲穴在踇长伸肌腱外缘，有足背静脉网，第一跖背侧动脉，分布有腓深神经的跖背侧神经，深层为胫神经足底内侧神经。进针时要注意进针深度。

● 近年来眼干症的年轻化趋势越来越明显。主要是由于现代生活中，青年人的工作和娱乐与电视、电脑接触得越来越多，长时间面对荧光屏，缺乏适时地眨眼或休息，影响了双眼的泪液分泌。

● 烟雾、紫外线、空气污染、高温、空调和气候干燥，都可增加泪液的蒸发，导致眼干症。

● 长期使用某种眼药水，如血管收缩性眼药水，也很容易形成眼干症。

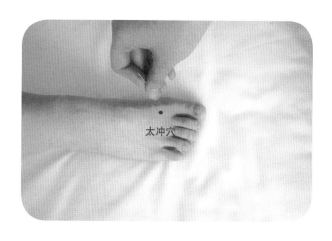

太冲穴

"小案例"——迎风流泪的快递员

小王是一名快递的送货员，每天骑着电动车穿梭在城市的大街小巷。近一个月来，小王觉得自己的眼睛虽然没有什么异常的现象，既不红，又不肿，也不痒，但骑车时被风一吹，眼泪就不自觉地流下来，眼睛模糊，影响了视力。尤其是冬季寒冷骑车时，眼泪就更容易流出来，虽然赶紧用手将眼泪擦去，可时间久了眼皮就出现了潮红、湿疹或炎症。小王知道眼睛对身体的重要性，于是来到中医院进行检查，医生检查之后，选择了足临泣一穴针刺，三天后，小王迎风流泪的症状明显缓解。

"小妙招"——巧用足临泣穴

生活中迎风流泪的现象并不少见，有时候风大了，由于没有眼镜、头盔等工具的保护，则会出现迎风流泪。可出现病理状态的迎风流泪时，就要注意了，应及早看医生，并进行针灸、热敷及中药等治疗。足临泣是足少阳胆经的输穴，又是八脉交会穴，通于带脉，位于足背外侧，在第 4、5 跖骨结合部前方，小趾伸肌腱的外侧凹陷处。主要治疗胆经头痛、眼疾等症。针刺时，可直刺 0.3 ~ 0.5 寸。

"小提示"——安全针刺不能忘

● 足临泣穴深部有足背动、静脉网，第4趾背侧动、静脉，分布有足背中间皮神经，不可深刺。

● 要注意个人卫生，不要随便用脏手揉眼睛。

● 迎风流泪患者的脸盆、毛巾要个人专用，避免传染沙眼、结膜炎等。

● 从中医角度讲迎风流泪是由于肝肾不足引起的，可以从培补肝肾的角度入手进行治疗。

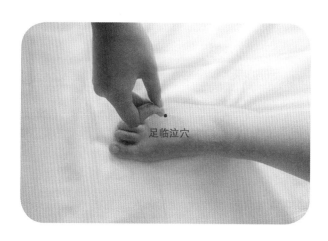

足临泣穴

62 耳鸣

"小案例"——突然上火引起的耳鸣

伴随着生活压力的增大，情绪问题已成为影响疾病发展的主要原因，有些疾病更是由于情志不畅所引起。老王是家里的顶梁柱，每天靠开出租车挣钱，一天因为疲劳驾驶发生了一起小事故，妻子听到这个噩耗后突然就出现了耳鸣。她努力想让自己内心镇定下来，却怎么也做不到，耳朵一阵嗡嗡声。过了很长时间也没见好转，她听外科大夫说急性耳鸣针灸治疗效果最好，于是她去了针灸科。医生在她手背上的中渚穴处针刺了一针，20分钟后，耳鸣症状消失了。这时她才深深体会到针灸的妙处。

"小妙招"——巧用中渚穴

中渚穴是手少阳三焦经的输穴，在手背第4、5掌骨小头后缘之间凹陷中，当液门穴直上1寸处。中渚穴具有清热通络，开窍益聪的作用，对头痛、目赤、耳鸣、耳聋、喉痹舌强等头面五官病证，以及热病、肩背肘臂酸痛、手指不能屈伸等具有良好的调节作用。针刺时，可直刺0.3～0.5寸，以局部酸胀为度，并有麻窜感向指端放散；或向上斜刺0.5～1寸，其酸胀感可向腕部放散。

"小提示"——安全针刺不能忘

● 中渚穴下为皮肤、浅筋膜、手背深筋膜、第四骨间背侧肌，皮肤有尺神经的指背神经分布，进针时要注意进针角度和深度。

● 要保持良好的心情，切勿大喜大悲。

● 一旦出现突发性耳鸣，要及早就医，不要拖延时间。

● 还可以通过心理疗法进行治疗。心理治疗是医生通过语言、表情、动作、姿势、态度和行为向患者施加心理上的影响，解决心理上的矛盾，以达到治疗疾病、恢复健康的目的。

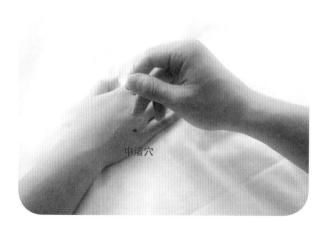

中渚穴

"小案例"——中耳炎导致的耳聋

有些人认为，感冒并不是什么大病，有时候一两个星期也就好了。可有时候感冒却是引起其他疾病的主要原因。周先生上次感冒发烧到现在已经是 3 周了，一直想着自己正是年轻力壮的时候，挺几天就好了，可 20 多天过去了，不仅感冒没有痊愈，反而耳朵却越来越听不清。早上掏耳朵时，发现棉签上有一些黄色的液体，这时他才意识到事态的严重性。周先生立即来到了中医院，被确诊为因中耳炎引起的耳聋，医生建议针灸治疗。针灸门诊的大夫只在他的液门穴处扎了一针，30 分钟后，自觉耳聋症状缓解。

"小妙招"——巧用液门穴

耳聋多为单侧，发病前多无先兆，少数患者则先有轻度感冒、疲劳或情绪激动史。耳聋发生突然，患者的听力一般在数分钟或数小时内下降至最低点，少数患者可在 3 天以内听力损失方达到最低点。液门穴是手少阳三焦经的荥穴，具有清泻火热的作用，位于人体的手背部，当第 4、5 指间，指蹼缘后方赤白肉际处，主要治疗头痛、目赤、耳痛、耳鸣、耳聋、喉痹、疟疾、手臂痛等症。针刺时，可直刺 0.3 ~ 0.5 寸。

"小提示"——安全针刺不能忘

● 液门穴深部有来自尺动脉的指背动脉及来自尺神经的手背支，因此进针时要注意进针的角度及深度。

● 加强锻炼，增强体质，避免感冒，预防病毒感染。

● 勿过度劳累，注意劳逸结合，保持身心愉悦。

● 保持均衡饮食，多吃新鲜蔬果。减少烟、酒、咖啡等带来的刺激。

● 对于已经患突发性聋并且治疗后患耳仍然不具有实用听力水平的患者，除上述建议外，还建议特别应该保护健侧耳：①避免接触噪声；②避免耳毒性药物；③避免耳外伤和耳部的感染。

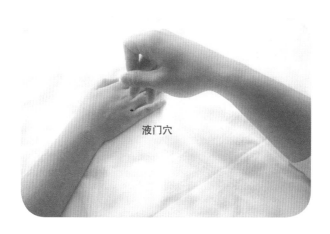

液门穴

"小案例"——头晕的齐女士

随着年龄的增大，中老年人容易气血衰弱，脑髓失充，导致清窍失养，最终导致头晕。齐女士是一名白领，由于最近公司正在做一项大工程，所以齐女士工作量较大，长期伏案工作。最近齐女士发现自己经常有头晕的症状，刚开始齐女士并没有放在心上，然而最近齐女士发现这种情况有所加重，以至于影响了齐女士的工作。在朋友的介绍下，齐女士来到了中医院针灸科，刘大夫问明了齐女士的情况后，便针灸其悬钟穴，针刺两次后，其症状得到明显好转。

"小妙招"——巧用悬钟穴

头晕是以头晕目眩，视物旋转为主要表现的一种病症。病位在脑，与肝、脾、肾相关，是气血虚衰，清窍失养而致，或实邪风火，痰与瘀血扰乱清窍有关。悬钟在小腿外侧，外踝上3寸，腓骨前缘，为八会穴之"髓会"，善治因髓海不足而导致的头晕。针刺时，手呈半握拳状，直刺0.5～0.8寸。

"小提示"——安全针刺不能忘

● 针刺悬钟穴时应注意角度和深度。

● 注意补充营养，营养不够容易造成脑部供养不足。

● 注意适当休息，避免过度劳累，保证睡眠。

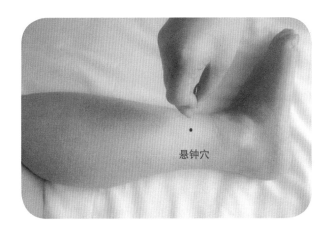

悬钟穴

"小案例"——鼻塞不通的王女士

王女士半年前买了新房，装修完后，王女士便出现了鼻痒、鼻塞、流涕、打喷嚏等症状，而且迟迟不见好转，到当地医院就诊后被诊断为过敏性鼻炎，并给予鼻喷激素治疗，但效果一般。现在每天早上起来，总是觉得鼻子很不舒服，尤其一遇到刺激性的气味，就会止不住地流鼻涕、打喷嚏，她甚至发现自己的嗅觉也减退了不少。王女士常年受鼻炎的困扰，严重影响了她的工作和生活，每每天气转凉的时候，症状就会更加严重。后来通过朋友的介绍，她来到当地一家中医院就医，医生在她鼻旁的迎香穴进行了针刺，治疗几次后，王女士感觉鼻痒、喷嚏连连、鼻涕连续不断、嗅觉减退等症状明显缓解，整个人的精神状态也都变得好多了。

"小妙招"——巧用迎香穴

迎香穴是人体腧穴之一，属于手阳明大肠经，在鼻翼外缘中点旁，当鼻唇沟中。具有疏散风热，通利鼻窍的作用，主要用于治疗鼻塞、鼻衄、口歪、胆道蛔虫等，擅长治疗鼻炎。针刺时，向内上平刺 0.5 ~ 1 寸，透鼻通穴。

一针一穴小妙招

"小提示"——安全针刺不能忘

- 针刺迎香穴之后，配合艾灸，可以起到更好的疗效。
- 进针时注意手法力度及针刺深度。

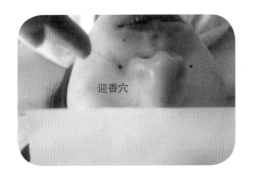

迎香穴

131

"小案例"——鼻血不止的王先生

王先生是一名拳击手，在一次比赛后王先生被对手打断了鼻骨，当时留血不止，比赛后王先生休息了 1 个月，鼻骨的伤势才恢复，但是落下了鼻出血的毛病，试过多种方法，但未见明显好转，遂至中医诊所就诊，大夫只给他扎了一针太溪穴，每次针刺 30 分钟，共针刺了 10 次，鼻出血的症状已明显好转。

"小妙招"——巧用太溪穴

鼻出血，中医称为"鼻衄"，中医认为，本证多因肺经热盛、胃火炽盛、肝火上炎、阴虚火旺、脾不统血而致，其病机为阴水亏损不能制阳，炽火上灼阳络，迫血外溢。太溪穴，其穴名意指肾经水液在此形成较大的溪水，乃足少阴肾经腧穴、原穴。刺激该穴既可以清虚热，滋肾阴，补益肾精，壮阳强腰，又能调肝理气，交通心肾。太溪穴不仅是肾经的大补之穴，更是全身的大补要穴。太溪穴在足内侧，内踝后方，当内踝尖与跟腱之间的凹陷处。主治牙痛，心痛，喘息，呕吐等病症。针刺时，直刺 0.5 ~ 1 寸。

"小提示"——安全针刺不能忘

● 针刺太溪穴时，我们要注意手法力度及针刺深度。

● 退针之后，可以在该穴位处进行隔姜灸，效果更佳。一般灸 3 ~ 5 壮，以局部皮肤温热潮红为度。

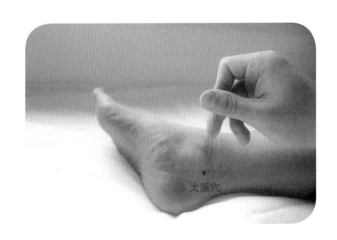

太溪穴

"小案例"——咽喉肿痛的赵同学

小赵是一名在校大学生，是学校艺术团的骨干，不仅有着阳光帅气的外表，他那迷人的嗓音更是迷倒了万千女生。但是，最近发生了一件令小赵特别头疼的事情，由于临近期末考试，还要在毕业晚会演唱，经常加班加点的排练，导致小赵嗓子疼痛沙哑，小赵优美的声音也变成了"公鸭嗓"。眼看一周之后就要演出了，小赵因嗓子痛而无法正常排练，这让他非常着急，迫不得已来到校医院就诊。校医院的大夫询问了小赵的病情之后，给小赵针刺了照海穴，并且嘱咐小赵要多喝水，经过三天的治疗后小赵的嗓子就好了。在毕业晚会的那天，小赵又充满自信地站在了舞台上演唱，并获得了大家最热烈的掌声。

"小妙招"——巧用照海穴

随着年龄的增大，肾虚导致的各种病症比较常见。小赵同学因虚火旺导致咽喉肿痛，当滋阴水，制虚火，肾水既济，虚火自灭。照海穴是八脉交会穴，通阴跷，能通调周身阴脉，在肾经能壮肾水，是足少阴肾经的常用腧穴之一。照海穴位于踝区，内踝尖下1寸，内踝下缘边际凹陷中，在足大趾外展肌的止点处。后方有胫后动、静脉，布有小腿内侧皮神经。主治精神、神志病证，五官热性病证，妇科病证，小便频数，癃闭等。操作方法为直刺0.5～0.8寸。

"小提示"——日常护理不能忘

● 多吃清淡的食物，油、咸、辣、腥类食物要少吃；多吃水果，补充维生素，少吃鸡蛋和牛奶。

● 平时多饮淡盐开水，吃易消化的食物，保持大便通畅。

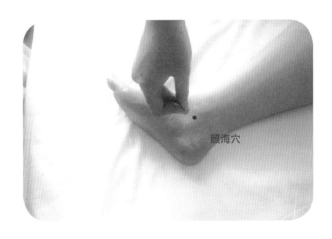

照海穴

"小案例"——满嘴溃疡的于先生

于先生是一个"吃货"，平时最爱吃的就是烧烤和火锅，但是他经常会患口腔溃疡，严重影响了他的胃口。昨晚于先生约了几个朋友吃火锅，看见肥美的羊肉，于先生顾不了那么多，迫不及待地把肉塞进嘴里，虽然被烫了好几个疱，但是美味的羊肉还是让于先生连连称赞。可是，今天起床之后，于先生发现昨天嘴里被烫的疱非常疼，于是就到附近的小诊所看病。大夫询问完于先生病情之后，诊断为口腔溃疡，并给他针刺了大都穴，经过一周的治疗后，于先生就很少起溃疡了。

"小妙招"——巧用大都穴

在口腔溃疡治疗过程中，以不吃辛、辣、发物类食品为上策。有些复发性口腔溃疡与胃肠功能紊乱、某些营养缺乏、机体免疫力降低、口腔卫生不良或精神因素有关，治疗可采取纯中药治疗。大都穴为足太阴脾经荥穴，在足大趾内侧缘，当足大趾本节（第1跖趾关节）前下方赤白肉际凹陷处。直刺0.3～0.5寸。

"小提示"——日常护理不能忘

● 注意口腔卫生，多喝开水，多吃新鲜蔬菜、水果，饮食宜清淡，易消化，不要食用辛辣、刺激性食物。

● 保持心情愉快，避免过度劳累。

● 应做到主食粗细搭配、荤素搭配，多进食糙米、瘦肉、奶类、硬果类食物。如果有吃素的习惯，应注意进食豆类制品和蛋类制品。

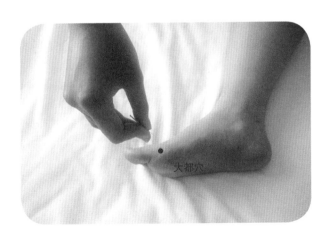

69 牙痛

"小案例"——牙痛的陈先生

牙痛是指牙齿因各种原因引起的疼痛，为口腔疾患中常见的症状之一。由于不注意口腔卫生，牙齿受到周围食物残渣、细菌等物结成的软质牙垢和硬质的牙石所致的长期刺激，以及不正确的刷牙习惯，维生素缺乏等原因所造成。陈先生因为下牙痛不能正常工作，特来针灸门诊治疗。医生给予针刺合谷穴，针刺两次后，陈先生的症状明显好转。

"小妙招"——巧用合谷穴

合谷穴别名虎口，是人体腧穴之一，属于手阳明大肠经之原穴，在手背第1、2掌骨间，当第2掌骨桡侧的中点处；具有镇静止痛，通经活络，解表泄热的作用；临床上主要用于配合治疗头痛、发热、目赤肿痛、口眼㖞斜、耳聋、经闭、滞产等病症。此穴长于清泻阳明之郁热，疏解面齿之风邪，通调头面之经络，是治疗热病发热及头面五官各种疾患之要穴，"四总穴歌"中将这一功效主治特点归纳为"面口合谷收"。由于大肠经与肺经相表里，肺主皮毛，大肠经是肺经的表经，而且合谷与肺经的络脉直接相通，故此穴可以宣肺理气，疏风解表，调汗泻热，是治疗表证的要穴。因手阳明大肠经经过下牙龈，因此下牙疼痛时按压合谷穴5分钟，疼痛便会减轻。如果患牙龈炎，并且持续时间较长，反复发作，经常按压合谷穴也有效果。

"小提示"——安全护理不能忘

● 因为合谷穴能收缩子宫，促进生产，故孕妇禁用。

● 注意口腔卫生，养成早晚刷牙，饭后漱口的良好习惯。

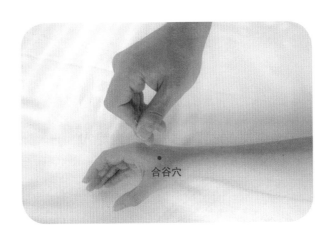

合谷穴

70 口臭

"小案例"——口臭的邱女士

邱女士是一名房地产的销售人员，经常与人打交道。然而不知从何时起邱女士出现了口臭的毛病，邱女士一度以为是自己用的牙膏不好，于是换了市面上最好的牙膏牙刷，用完后并没有见到太好的效果。口臭的出现导致邱女士的业绩直线下降，她由原来的销售能手变得沉默寡言。邱女士去看过口腔大夫，然而并没有什么太大的效果。一次偶然的机会，邱女士接触到了中医王大夫，王大夫问清了邱女士的情况后，给邱女士在脚面上的内庭穴扎了一针，邱女士半信半疑，又接受了 10 天的治疗后，口臭的问题明显好转。

"小妙招"——巧用内庭穴

口臭多因火热之邪犯胃，或过饱伤胃、宿食停滞胃中引起。内庭穴是足阳明胃经的荥穴，在足背，当第 2、3 跖骨结合部前方凹陷处。取穴时，可采用正坐或仰卧位，跷足的姿势，此穴位于脚底部，在第 2 趾根部，脚趾弯曲时趾尖碰到处，约第 2 跖趾根下约 3cm 处。内庭穴善治胃经热证。针刺时，直刺或斜刺 0.5 ~ 0.8 寸。

"小提示"——日常护理不能忘

● 首先，要十分注意口腔卫生，清除口腔病灶；用一些漱口液，每天晨起、睡前和饭后认真地刷牙漱口，必要时，用牙刷或洁净的毛巾轻柔地刷除舌苔。

● 其次，戒烟戒酒；饮食要相对清淡，避免吃生冷、刺激性、有臭味（如蒜、葱、韭菜、臭豆腐等）、不易消化的、油腻的（高蛋白、高脂肪）食物；进食时要细嚼慢咽。

● 第三，在治疗上，要积极治疗原发病。

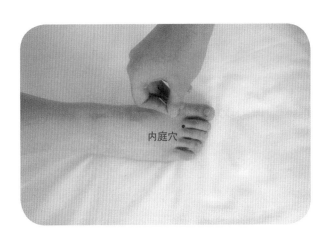

内庭穴

71 风疹

"小案例"——患风疹的谢先生

恰逢正月十五，喜气洋洋的元宵节，谢先生家里准备了丰盛的晚餐，有鸡肉、鱼肉、大虾、螃蟹、鸡蛋等，全都是他最爱吃的，菜品的色香味俱全。流涎已久的他刚一上桌就挑了大个的螃蟹放到自己面前，一会儿就吃了个精光，接着又吃了好多菜，吃得饱饱的他满意地离开了餐桌。由于吃多了有些口渴，他看到茶几上新鲜的果盘，毫不犹豫地拿起水果又开始大吃了一顿。但是睡觉前，他觉得自己肚子上的皮肤很痒，难以忍受，伸手去抓才发现起了几处一片一片的小疙瘩似的风团，面积大小不一，风团的颜色鲜红，还伴有腹痛、恶心呕吐等症状，到医院急诊，医生诊断为风疹。医生给其血海穴处针刺治疗，每日一次。三天后，风团即有消退迹象，伴随症状也都改善了。

"小妙招"——巧用血海穴

治风先治血，血行风自灭。血海穴是足太阴脾经的一个普通腧穴，位于股前区，髌底内侧端上 2 寸，股内侧肌隆起处，在股骨内上髁上缘，股内侧肌中间；有股动、静脉肌支，分布有股前皮神经及股神经肌支。主治妇科病，血热型皮肤病，膝股内侧痛。操作方法为直刺 1 ~ 1.5 寸。

"小提示"——日常护理不能忘

● 风疹治疗期间，应卧床休息，避免直接吹风，防止受凉后复感新邪，加重病情。发热期间，多饮水，饮食宜清淡和易消化，不吃煎炸与油腻之物。

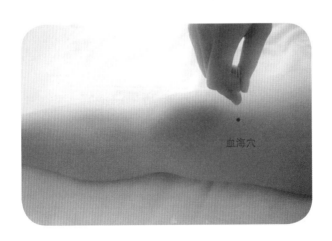

血海穴

"小案例"——高烧不退的刘女士

南方的夏季，天气总是那么变幻莫测，时而晴天时而下雨。一天下班后，原本万里无云的天空突然下起了暴雨，刘女士被暴雨淋后，晚上便发起了高烧，吃了退热药后，热并未退去。刘女士原本想硬扛过去，但是发现高烧始终不退。学习中医的儿子小刘觉得这样下去不是办法，于是决定采用针灸的方法给刘女士治病，小刘思考再三后，决定给刘女士扎一针曲池。小刘起针后，刘女士的体温较之前有所降低。于是小刘又继续给刘女士扎了5次针，刘女士的高烧终于退了下去。

"小妙招"——巧用曲池穴

曲池穴是人体腧穴之一，属于手阳明大肠经之合穴，在肘横纹外侧端，屈肘，当尺泽与肱骨外上髁连线中点。曲池穴具有清热解表，疏经通络的作用；临床上主要用于配合治疗手臂痹痛、上肢不遂、热病、高血压、癫狂、腹痛、吐泻、咽喉肿痛、齿痛、目赤肿痛、瘾疹、湿疹、瘰疬等病症。脉气流注曲池穴时，似水注入池中；又取穴时，屈曲其肘，横纹头有凹陷，形似浅池，故名。曲池穴有很好的泄热作用，当高烧不退时可取曲池穴针刺。直刺 1 ~ 1.5 寸。

"小提示"——多种疗法巧施治

● 发热感冒及咳嗽、哮喘时，可用刮痧板刮拭，如有痧排出，可以迅速解表、退热。

● 每天早晚用拇指指腹垂直按压曲池，每次1～3分钟，可改善上肢瘫麻、哮喘等症。

● 每日按压曲池穴1～2分钟，使酸胀感向下扩散，有预防高血压的作用。

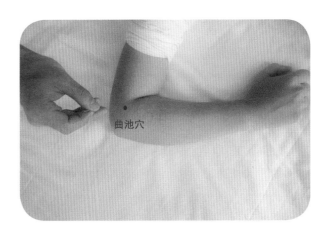

曲池穴

73 晕车

"小案例"——晕车的赵先生

晕车听起来不是啥大问题，但是却令人十分难受，也给人带来很多不方便。赵先生长久以来一直被晕车这个问题所困扰着，由于晕车，赵先生是能避免坐车就避免，但有些时候却无法避免。在冬季大冷天，因赵先生晕车不得不令大家打开点窗户，赵先生有时也很不好意思，一直在寻找治疗办法。最近在电视上看到针灸对于晕车的效果较好，于是赵先生来到了中医院，大夫问清病史后，只给赵先生扎了一针悬钟穴，赵先生半信半疑，但是在经过一段时间的针刺后，赵先生发现晕车的情况有了明显的好转。

"小妙招"——巧用悬钟穴

晕车常见病因为中老年人髓海不足，清窍失养所致，所以当生髓健脑。悬钟穴别名绝骨，属足少阳胆经，八会穴之髓会，在小腿外侧，当外踝尖上 3 寸，腓骨前缘，分布有腓浅神经和胫前动、静脉分支。直刺 0.5 ~ 1 寸，艾炷灸 3 ~ 5 壮，艾条温灸 10 ~ 15 分钟。

"小提示"——日常护理不能忘

● 坐车前，应提前一个小时以上进餐，等胃酸分泌充分，胃中的食物开始消化后再上车，如果吃完饭就急着上车，胃里的食物容易往上涌。

● 车上尽量保持通风，但不可把窗户开得太大，有冷气的车最好别让冷风对着身体吹，否则会使皮肤受到刺激，可直接导致头晕。

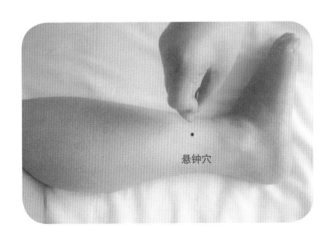

悬钟穴

"小案例"——中暑的小张

夏秋之交，天气闷热，中暑的发生率也逐渐增高。20岁的小张在上体育课时，先觉得头痛头晕，后出现郁闷、恶心，伴身热、少汗、心悸、全身疲乏、肌肤灼热、两眼发花，继而昏倒在地。同学立即将他移至通风阴凉之处，医生来后，施以针刺疗法，给小张扎了一针内关，小张当时就觉得头晕的症状有了明显的好转，待休息一会后，小张中暑的症状已经基本消除了。

"小妙招"——巧用内关穴

夏季暑气当令，气候炎热，人若长时间在烈日下或高温中劳作，劳则伤气，暑热之邪乘机侵入而发病。内关穴是手厥阴心包经的常用腧穴之一，位于前臂掌侧，当曲泽与大陵的连线上，腕横纹上2寸，掌长肌腱与桡侧腕屈肌腱之间。现在常用于治疗心绞痛、心肌炎、心律不齐、胃炎、癔症等。直刺0.5～1寸。

"小提示"——日常护理不能忘

● 应保证充足的睡眠，合理安排休息时间，保持充沛的体能，以达到防暑目的。

● 科学合理的饮食。多吃蔬菜、水果及适量的动物蛋白质和脂肪，补充体能消耗。切忌节食。

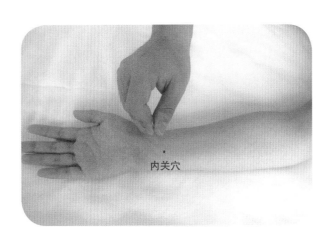

内关穴

75 戒烟

"小案例"——戒烟的陈先生

陈先生是一名销售人员，时常需要出去应酬，喝酒抽烟也是在所难免。然而长期喝酒抽烟也令陈先生的身体每况愈下，35岁的他已经有高血压、心脏病、脂肪肝等问题集于一身。陈先生看到电视上宣传针灸可以戒烟酒，于是陈先生来到了中医院。中医院的大夫询问了情况后，给陈先生扎了一针甜蜜穴，在1个月的针刺治疗结束后，陈先生终于放下了烟酒。

"小妙招"——巧用甜蜜穴

烟中的有害物质，被烟蒂燃烧后产生的焦油物质覆盖住，贮存在口腔内、鼻腔里、咽喉部位和肺里，吸烟是已公认导致肺癌的最重要因素之一。饮酒时又吸烟会对致癌产生"相加"效应，当吸烟者吸入一口烟，同时喝下一口酒，便会将口腔内和咽喉部位的焦油物质冲洗下去。尽管酒精本身算不上一种致癌物，但它是一种有机溶剂，会溶解香烟中的致癌物及其他有害物，久而久之就很容易导致食道癌的发生。

甜蜜穴位于腕部，是列缺穴与阳溪穴之间的敏感点。针刺时，向上逆肺经的方向斜刺约1寸后，用捻转补泻的泻法（拇指向后，食指向前）；待患者产生酸、麻、胀后，通电针仪，用疏密波，强度以患者能忍受为度，留针30分钟。一个疗程后患者的烟酒瘾可得到明显缓解。

"小提示"——日常护理不能忘

● 多读一些关于吸烟有害的书籍，听些这方面的广播，使自己对吸烟的后果产生恐惧，增强在心理和情绪上戒烟的动力。

● 可用别的东西代替，转移兴趣的方向，如嚼口香糖、嗑瓜子、喝茶或咖啡等。

● 刚开始戒烟时要避免受到吸烟的引诱。

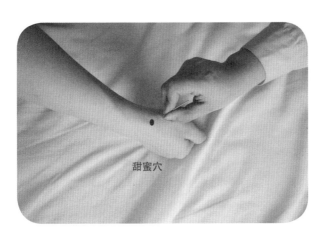

甜蜜穴